がん放置療法のすすめ

患者150人の証言

近藤 誠

文春新書

857

目次

4章　肺がん　110

5章　胃がん　141

6章　腎がん　164

前書き

がんを放っておいたら、どんどん増大し進行して死に至る。早期がんも放っておくと、進行がん、転移がんを経て死亡する。――これが、人びとが癌に対して抱いているイメージであり、社会通念と思われます。

しかし、どんどん進行して死に至るということは、どうやって確かめたのでしょうか。昔からすべての癌は、発見され次第治療されてきました。転移がんを治療しないことはあっても、早期がんや進行がんを治療せずに済ませることはなかったのです。

とすると、がんに対するイメージや社会通念は間違っているかもしれない。――これが本書の出発点です。本書第一の目的は、がんを放置した場合の実像をつたえることにあります。

私はこれまで、がんを放置する患者を多数診てきました。八〇年代に著作活動を始めると、「治療を受けたくない」「がんを放置して様子を見たい」と言う人たちが訪ねてくるようになったからです。がんの種類は胃がん、肺がん、前立腺がん、乳がん等さまざまで、進行度も早期がん、進行がん、転移がんとまちまちでした。

診察の結果、治療を受ける必要がないと思われる場合には、その後の経過を定期的に診てきました。他方、苦痛等の症状があって、日常生活の質（QOL）が低下している場合には、私のほうから治療を勧めます。こうして、私が定期的に診てきた（がん放置）患者は百五十人以上になります。

放置してみると、がんの経過はさまざまです。たいした変化がないケースもあれば、がんが増大して治療を始めるケースもある。他方では、経過をみるうちに癌が縮小し、消失してしまうケースもありました。

こうした診療経験は、①がん発生臓器が多種、②がんの進行度がいろいろ、③人数が多い、という特徴があります。さらに、④大学病院の外来で診てきた点も重要です。なぜならば、世間に数限りなく存在する「これで癌が治った」式の言説には、そもそも本当に癌だったのかという疑問があるからです。

これに対し、私が診てきた患者たちは、組織検査で癌と確認されており、定期的検査（胃レントゲン、内視鏡、超音波、CT等）に携わった医者その他多数の病院職員が証人たりえます。

加えて、慶応大学病院は（がん専門病院と同様）がん治療を推進している巨大組織です。その一外来で、これほど多種多様な癌を治療せずに放置しているというのは、おそらく世界で唯一無二と思われます。だとすれば、この診療経験を私だけのものにしておくのは勿体ない、世間の人びとに伝えなければ、と考えたのが本書執筆の動機です。

問題は、どのような形で読者に伝えるか、です。

真っ先に思い浮かぶのは、何人中何人が増大した等の数値を示す方法ですが、欠陥があります。放置希望者の中には、私の見解を確かめるだけの目的で受診し、その後一度も再来しない方も少なくないからです。また、一〜二度再来したけれども短期間で受診をやめる方々もおられる。それらを含めると、私が一度は診た放置希望者の総数は三百人を優に超えます。

それら再受診しない人たちのその後については、私も知りたいところです。しかしがん患者の場合、病名を家族や職場に知らせていないケースが（今でも）かなり見られるので、自宅等に連絡するのは困難です。

また仮に正確な統計数値を算出しえたとしても、問題が残ります。というのは、本書で述べることが社会通念になっていない段階では、「がんが増大しなかったのが何人」と記しても、治療せずに増大しないことなど本当にありえるのか、という疑念を呼ぶからです。

とすれば最初の作業は、がんを放置してみた具体的ケースを示すことでしょう。そこで本書では、「日刊ゲンダイ」紙上の連載「やっぱりがんと闘うな！」（二〇一一年一月〜十二月）から代表的なケースを選び、その経過を紹介することにしました。連載では（紙幅の制約上）載せられなかった（記者インタビューに答えた）患者たちの生の声を、本書では大幅に収載したので、がんを放置するに至った経緯、その後の状況や心理等、読者には大いに参考になるはずです（亡くなられた患者等では紹介部分を私が記した）。紹介に当たっては、公正を旨とし、私に判断ミスがあったケースもそのまま載せました。

各ケースの経過は、どれも教訓と示唆に満ちています。たとえば（増大し続けると信じられている）進行がんでも縮小するケースがあると知れば、それだけで、がんに対するイメージが崩れるはずです。

放置患者の観察・分析から、がんが転移する時期も判明します。すべての癌は「本物のがん」か「がんもどき」のどちらかに属し、「本物」は初発がん発見のはるか以前に転移しているのです。他方、がん発見当時に転移がない「もどき」は、放置しても（初発巣から）転移が生じないことが確認できました。

がんは放っておいたら転移してしまうという考えが、がんに対する社会通念の一部を構成しています。転移に対する恐怖や不安が、人びとを治療へと駆り立ててきたのです。――もし本書を読まれて、「本物」と「もどき」の違いを知り、転移に対する認識を改めることができたなら、もっと気楽な気持ちで（がんに）接することができるでしょう。

ところで、がんを放置してみるというアイデアは、私の独創ではありません。たとえば前立腺がんの一部に対しては、泌尿器科医たちも「監視療法」ないし「待機療法」という方法を行っており、今や標準治療の一つになろうとしています。

ただ、本書で述べる放置・観察の実際は、それらとはだいぶ異なります。名づければ「がん放置療法」です。どこがどのように違うのか、前立腺がんの章で解説します。

本書を読む上での参考に、私の診療方針を大まかに示しておくと、

●がんが発見されたという一事では、早期がんでも転移がんでも治療を始めない。QOLを落としている症状がある場合に、治療開始を検討する

●症状がなくても、治療を希望する人は少なくない。その場合、合理性を失わない限りで治療する

●がんを放置して様子を見る場合、診察間隔はがんの進行度による。早期がんなら六ヵ月に一度、進行がんや転移がんなら三ヵ月に一度程度の間隔で診察を始め、徐々に間隔を延ばすようにする

●がんが増大するようなら、あるいは苦痛等の症状が出てきたら、その時点で治療をするかどうか、どういう治療にするかを相談する

となります。

本書を著すに当たり、最も気になったのは、すでに治療を受けられた患者・家族の気持ちを

傷つけないか、ということです。放置ということは半面、治療は不要と言うのと同義だからです。しかし本書は、将来がんと告げられて悩むであろう患者・家族のために書いたものなので、ご理解を賜りたい。また、がん患者には、第二、第三のがんが発見される場合も少なくないので、本書は、すでに治療を受けられた方々のためにもなりうるでしょう。

最後に、本書の読み方について一言しておきます。

各章は、ケースの紹介と解説からなっています。各ケースは独立しているので、どこから読まれても意味は通じるはずです。そこで、先にケース紹介の部分だけを拾って（最終章まで）読み終えてしまうのがお勧めです。

それで大まかな理解が得られたら、次に、目次の小見出しを見て、関心ある事項の解説を読まれるとよい。がん発生臓器が異なっても、がんの性質や治療の問題点等には共通性があるので、たとえば子宮頸がんや乳がんの章にある事項解説も、男性読者の参考になるはずですし、前立腺がんの章は女性読者にも裨益《ひえき》するでしょう。

本書によって読者は、これまで世に知られていない（がんの）真実に少しでも近づくことができるはずです。また、ご自身や家族・知人ががん告知されたときの行動指針になると確信しています。

【本書を読まれる上での留意点】

本書が対象とする癌は、肺がん、胃がん、前立腺がん、乳がん等のいわゆる「固形がん」（腫瘤《しゅりゅう》をつくる癌）です。急性白血病や悪性リンパ腫のような血液系のがんは、抗がん剤で治る可能性があるので、本書の対象外です。また固形がんでも、抗がん剤で治る可能性がある、小児がん、子宮絨毛《じゅうもう》がん、睾丸《こうがん》腫瘍は対象外です。

固形がんでも、肝臓の初発がんは、がん放置療法の対象外です。肝臓がんは無症状である間に、命の危険が生じるまで増大する可能性が高いからです。ただし治療したほうがいいかどうかは、がんの大きさや肝機能等によるので、具体的状況によっては放置するのが適切な場合もあります。

本書は、抗がん剤や分子標的薬が固形がんには効かない（治らないし延命効果もない）ことを前提としています。そのデータ的根拠については、『抗がん剤は効かない』（文藝春秋刊）で詳説しました。

前書きでも述べましたが、本書の場合、患者全体の経過を統計数値で示すと、（半数もが統計から欠落するため）不正確となり、人びとに（放置経過の全体像について）誤った印象を与える恐れがあります。それゆえ、患者数は半定量的な方法で表すことにします。

がんで命の消長に直結するのは、通常、他臓器転移です。リンパ節転移は、仮に存在しても

（それが主原因で）死亡することは希です。リンパ節転移が存在しても「がんもどき」であるケースが多々あるのです。したがって本書では、臓器転移がある癌を「転移がん」と呼ぶことにします。

がんを放置するかどうかを判断する場合、がんに起因する症状の有無が重要になります。この点、痛みや種々の苦しみは「有症状」とすべきです。ただ、種々の癌でしばしば見られる出血は、「有症状」と即断すると誤ります。ひどい貧血になって命の危険を感じるほどでなければ、「無症状」に準じればよいと考えます。

最後に表記に関してですが、「がん」と「癌」は読みやすさの観点から使い分けているだけで、同じ意味です。また「本物のがん」を単に「本物」、「がんもどき」を「もどき」と表記することがありますが、同義です。

1章　前立腺がん

中高年の男性で「前立腺特異抗原」（ＰＳＡ《ピーエスエー》）を測ると、高値が出る人がいます。そのとき精密検査をすると、がん組織がかなりの頻度で発見される。これが「ＰＳＡ発見前立腺がん」です。

ＰＳＡ発見がんは、手術や放射線で治療されるのが一般的です。ＰＳＡが高いほど、患者も医者も不安になって、治療することになりがちです。ここでは、ＰＳＡ発見がんで放置・無治療の道を選ばれた三人を紹介します。

なお、お三方を含め、本書に登場する患者さんたちは二〇一一年の異った時期にインタビューを受けています。が、各患者の客観的な状況は、二〇一一年十二月時点のそれと同じです（一例外については117頁に記載）。

【ケース1】腫瘍《しゅよう》マーカーが基準値を超えた

前立腺がんと診断されたのは二〇〇四年十一月、五十三歳のときのことです。

会社から健診を勧められて受けたら、採血検査の中にPSA検査があったのです。基準が四だが、四・三で微妙に高いといわれた。

それで医者に脅かされ、針生検を受けた（注：針生検とは、前立腺に太い針を刺し、組織を採取して病理検査＝顕微鏡検査をすること）。

俺も、最初、がんだと告げられたときは動揺しましたよ。え〜、えーっと思いましたよ。五十三歳だったからちょっとびっくりしたね。死ぬ、というのが、目の前にくるから。三年後か、十年後か、わからないけれど、確実に死というのが目の前にきた。そのとき三人の子どもの、一番年長が中学生だった。これはまだ死ねない、よね。

そこから俺は立ち直ったわけではなくて……。もう一軒、違う病院で調べてもらわなくてはいかんな、と思いました。医師が間違えたというか、誤診ということも、なきにしもあらずだから（注：実際に一種の誤診があった。24頁）。

俺は変なこだわりがあってね、絶対、比較しなくてはあかん、といつも思っている。電化製品を買うにしても、最低三箇所は見なければならない、見積もりは三箇所やれ、と思ってきた。

いま答えがでぇへんので、ほかの病院でも診てもらいたい、と担当医に話し、紹介状を書いてもらいたいと頼みました。すぐに、サーッと書いてくれました。それで次に、近藤先生のところに受診した。三箇所目は行っていない。

限局性前立腺がん、ステージ2bと紹介状に書いてあった。これを見てちょっとびびったんだなぁ。でも、PSAは四・三と低いし、その数字を信じていいやら悪いやら。もっと進行していたのかもしれない。

前の病院で説明された治療方法としては、放射線が一番よいかなぁ、と思った。手術は事後がなんか具合悪くなりそうだった。尿漏れやインポテンツとか。

近藤先生については、俺の女房が乳がんで、先生に治療してもらったから知っていた。もう十五年くらい前かなぁ、女房が三十代後半だった。

女房も同じ病院で、乳房全摘だといわれた。手が上がらなくなる、とかいわれた。女房はいろいろ勉強した。本を買って。いまのようにネットもなかった。乳房温存療法もあまり知られていなかった。

女房は近藤先生の知り合いの病院で手術を受けて、慶応病院で放射線を受けた。その後は、何も治療を受けていない。先生は、もう治療を受けた後は、乳がんは忘れなさい、という感じだった。女房は、この頃はもう行かなくなっていたけど、一緒に近藤先生のところに行って、それが始まりだったのです。

最初の印象は、すげぇ医者だなと思った。普通の医者はグチャグチャ喋るけれど、先生はあんまりしゃべらんもんね。この医者でいいのかな、という不安もなきにしもあらずだった。

近藤先生は患者に判断させるわけですよ。こうしなさい、ああしなさい、とはいわない。逆に患者の側がある程度勉強しないと、物事が進まない。何かやると言えば、反対はしないと思うけれど……。

先生は、もう一回ＰＳＡを測ってみよう、前の病院とは違うかもしれないし、と。しかし、一二・四五と高くなっていて、これはまたびびった。でも、ＰＳＡが基準値よりちょっと高いだけで、手術というのは滅茶苦茶だと思う。進行するのは遅いみたいなので、そんなに急ぐことはないな、と思った。

近藤先生は、それじゃぁ、半年後くらいにまた診てみますか、という具合だった。それでお願いします、と答えた。前の病院へは、それから一度も行っていない。また、行けば、ラブコールされてしまうし。

その後は、慶応へ半年に一回のペースで通うだけですね。不安は少しもなかった。俺自身、そんなに進まないいな、というイメージがあったことと、近藤先生からいきなり半年後といわれたので、そんなもんかな、と変に納得してしまった。残尿感があるとか、自覚症状があれば、ちょっとは心配になったかもしれませんね。

半年後に近藤先生を訪ねても、PSAしか測らないし、それも微妙に上がったり下がったりして、体はなんともないものね。上がったときは、上がっちゃったなぁ、とショックを受けたのですが、こんなのはどうってことありませんよ、それでどうこうなる数値ではないよ、と近藤先生にいわれた。PSAが下がって喜んだら、また、こんなのは喜ぶようなものではないよ、といわれ、そういうものかな、と思った。

娘に言われて、サプリメントみたいなものをちょこっと飲んだことがある。月五千円くらいかかった。しかし、馬鹿馬鹿しくなってすぐにやめた。うまいものを食ったほうがよい、関係ねぇなぁ、と思った。

俺も、PSAが一〇くらいがボーダーラインかな、と思ったこともある。でも、いまは、七とか六くらいだものね。PSA五とか六で、手術など受けるものではない。

三つくらい見積もりをとる、というのは俺の人生の指針みたいなものだね。一個だけだと誤魔化されかねない。俺は、急いでは損だな、という考えがある。もう少し待っていたら、もっとよい治療法が出てくるのではないか、と思う。いまの俺の段階だと、そんなに急がんでもいいかな、と思うのです。自分でなにごとも決める、ということでもないけどなぁ。近藤先生ものんびりしているというか、早くなんとかせいという感じがまったくありませんしね。

近藤先生のところに行ってよかった。ほかの病院に相談に行ったら、治療を勧められてその気になってしまうかもしれないしね。

医者は手術をしたくてしようがない、と聞いていた。とくに大学病院なんかに行けば絶対そうだしね。何があっても、切る、ということになってしまう。それはいかんなぁ、と僕は思っていた。

前立腺は手術するのが大変なところです。ほかの患者さんが、医者に勧められるままに、いとも簡単に手術を受けることが、俺にはびっくりだね。医者に脅かされて、命が惜しいと思って手術を受けるのかなぁ。

二〇一四年に定年だから、診てやれなくなると近藤先生からいわれたけれど、診てもらえるうちは診てもらおうと思っていますよ。

【解説】

腫瘍マーカーの意味

このケースのPSAの推移を図1（次頁）に示します。上がったり下がったりを繰り返し、

図1　ケース1の患者のPSAの推移

横軸の年は西暦の下２ケタ

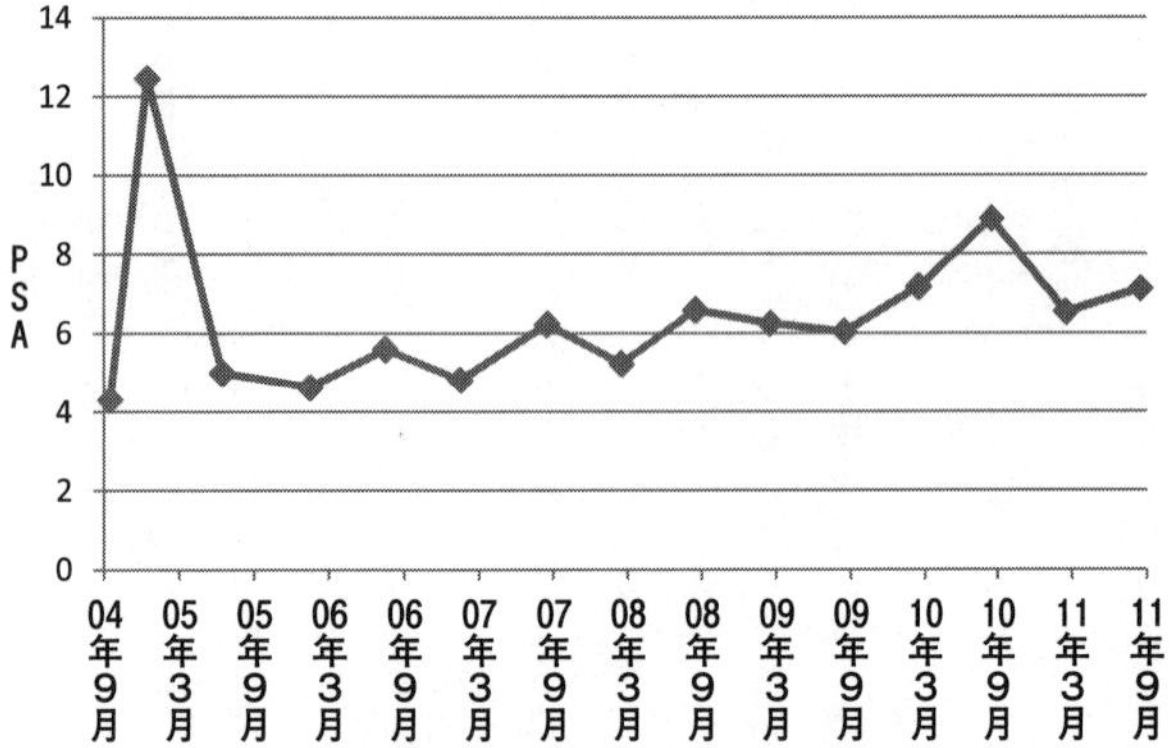

全体としては少しずつ上昇しています。最初突出して高くなっていますが、後に元のレベルに戻っています（この意味は後述）。

ＰＳＡを定期的に測った患者は二十人以上になりますが、本ケースのように、少し上がったり下がったりしながら、全体としてはゆるやかに上昇していく人が多い印象です。後に紹介するお二人のように、相当な高値になるケースもあります。逆に、一旦ＰＳＡ高値で（生検で）前立腺がんと診断されたが、次の採血からＰＳＡが基準値内に戻ってしまった人もいる。

ＰＳＡは「腫瘍マーカー」ですが、正常の前立腺細胞からも分泌されるので、基準値は「四」とされています（高齢になると基準値は少し高くなる）。基準値を超えても全員が「がん」ではなく、前立腺に癌が潜んでいる可能性が高まる、という程度の意味です。

逆に基準値以下でも癌が潜んでいる場合があります。ただ、そこを強調していくと、中高年（男性）は全員針生検をしろ、という話になりかねない。それで、基準値を超えたら問題にしよう、針生検をしよう、というのが泌尿器科医の考え方です。

PSAが上昇していく場合、値は、がん細胞の数（腫瘍量）に比例していると考えられます。本ケースでは（図1のように）PSAが跳ね上がって、当初の三倍になっていますが、このとき腫瘍量も三倍になったのか。――本件では、そう理解するのは誤りです。

というのも最初の病院で、肛門から指を入れて前立腺を触る「直腸診」が行われており、その刺激で多量のPSAが（血液中に）流出したと考えられるからです。流出は一時的現象なので、血中PSAは時間とともに減少し、再び元の数値に戻ったと考えるのが合理的です。

直腸診による一時的PSAの増加を腫瘍の進行と勘違いし、あわてて手術を受けた患者は少なくないはずです。医療の通則である「検査をすればするほど治療件数が増える」という関係がここにも見られます。

放射線の後遺症で人工肛門と集尿袋

本ケースの進行度については、患者さんはステージ2bと知ってびびった、と語っています。

しかし、このステージ診断は間違いでした。

PSA発見がんは（諸臓器のがんと同様）病巣の広がり具合によって、腫瘍のステージ（進行度）が決められます。腫瘍ステージは1から4まで四段階に分かれ、各段階はさらにa、b、cのように細分されている（以下、単に「ステージ」）。

本ケースは、がん病巣がMRI（磁気共鳴撮影）に写っておらず、直腸診で腫瘤が不明だった（前立腺全体が軟らかかった）ので、ステージ1cと診断すべきでした。

このような間違いは、重大な結果を招くことが少なくない。腫瘍が実際より進行していると思い込むと、患者本人は一層治療を望むし、医者の方もより強力な治療を施行しようとし、その結果、重大な合併症が発症しやすくなるからです。実例を挙げましょう。

それもPSA発見がんでした。民間病院でステージ2bの前立腺がんと診断され、手術を勧められたAさんは、合併症の発生を懸念し、放射線治療を希望しました。それで川崎医科大学病院の放射線科に紹介され、治療を受けたのですが、のちに尿路と直腸との間に穴が開き（尿道直腸瘻《ろう》）、尿が肛門から出るようになってしまった（図2参照）。結果、人工肛門と人工膀胱《ぼうこう》の造設手術を余儀なくされ、現在も集尿袋と集便袋の両方を腹壁に装着している状態です。しかし病院側は責任を認めず、民事訴訟になっています。

訴訟開始後、私は鑑定意見書の作成を依頼され、鑑定作業を始めると（本ケースと同様の理由で）本当はステージ１ｃなのに、ステージ２ｂと誤診されていたことが分かりました。

Ａさんのような（ステージ１ｃ、かつＰＳＡが比較的低値の）ケースは、後述する「監視療法」のよい対象です（34頁）。かりにステージ１ｃと正しく診断されていれば、Ａさんは監視療法を選んだ可能性があり、そうであれば合併症が発生する余地はなかったのです。

放射線の照射法にも問題がありました。Ａさんが治療されたのと同じ時期に、同じ照射法が（臨床試験として）全国数箇所の放射線治療施設で試されていたのです。つまり、ステージ２ｂに用いて「安全性」と「有効性」があるかどうかを確かめている段階にある「試験的」な方法を、そう説明もせず実施したわけです（被告病院の放射線科も、この臨床試験の実施施設）。

図２　膀胱・前立腺周辺図

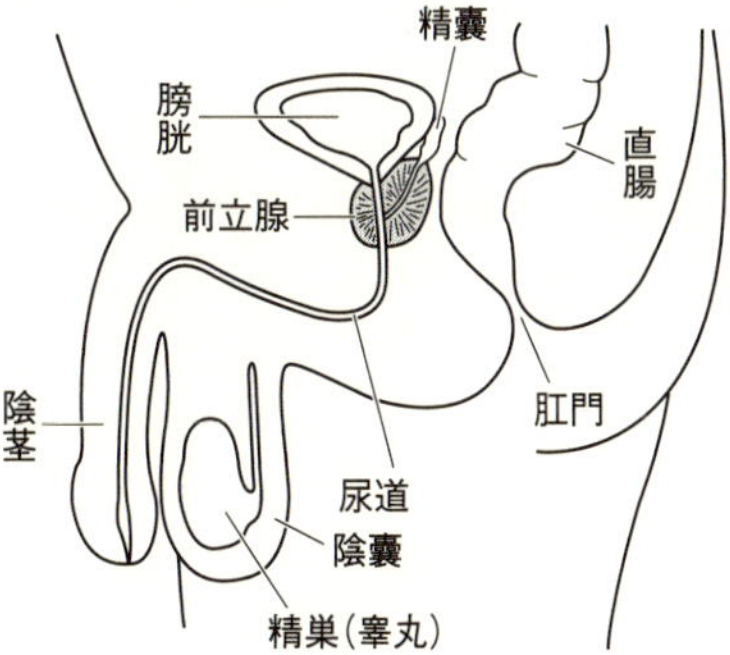

おまけにこの放射線科では、実験的方法としてはありえないような杜撰《ずさん》な方法で照射していました。カルテに記載されている照射法では、一定割合で重篤な後遺症が発生することが必至と思われます（Ａさん以外にも、同じような合併症が発生している可能性がある）。これが前立腺がんの放射線治療では有名な施設でのことですから、放射線治療

も闇は深いと言わざるをえません。本ケースに話を戻しましょう。

ＰＳＡ発見がんの九割以上は「もどき」

患者本人は死の恐怖を語っています。がんと診断された場合の当然の心理でしょう。しかし、がんを放っておいても、この患者さんが（がんで）死ぬ心配はないのです。というのは、この方の癌は典型的な「がんもどき」といえるからです。

がんもどきというのは、病理検査で「癌」と診断されても、他臓器に転移していないため、放っておいても死なない癌です。これに対し「本物のがん」は、すでに転移が潜んでいるため、治療しても治らない癌です。「本物」は、がん細胞が生じて間もなく転移するので、初発巣が発見できる大きさになったときには、転移巣は（潜んではいても）相当の大きさに育っている。それで初発巣を早期に発見しても、（転移巣を含め）がんを治すことができないのです。

両者は見分けられるのか。――「本物」と「もどき」は、顕微鏡で見ると、細胞の形が同じなので、病理検査で区別することはできません。病理診断で確実に「癌」と診断されたものが、「本物」と「もどき」のいずれかに属するのです。しかし、ある程度なら見当をつけることができます。

この点ＰＳＡ発見がんは、ごく一部に「本物」も含まれますが、全体の九割以上が「もどき」です。そして進行度に応じて「もどき」の割合が異なります。

最も進行しているのは、検査で臓器転移（主として骨転移）の存在が明らかになったケースです。これらは全部が「本物」です。

より程度が軽いのは、臓器転移はないけれども、MRI（磁気共鳴撮影）で前立腺内に腫瘤があることが判明する等のケースです（前述したステージ2bはこれ）。こうなると、大部分は「もどき」です。

最も程度が軽いのは、諸検査で腫瘤の存在が明らかにならず、針生検でしか発見できない癌です（本件ステージ1cはこれ）。「もどき」の割合は九五％を超えます。がん細胞が（病理検査で）おとなしい形態をしていて、PSAがそう高くなければ、「もどき」の割合はさらに高くなります。

本ケースでは、悪性度を示す「グリーソン・スコア」が六（3＋3＝6）で「おとなしいがん」と判断され、PSAも低いので、診断時において九九％前後が「もどき」と判断できます。なお、顕微鏡でがん組織を見て、タチがよいと判断すれば低いスコアを、タチが悪いと判断すれば高いスコアをつけて出すのが、グリーソン・スコアです。

がんを放っておいて経過を見ることにより、「もどき」の可能性はさらに高まります。本ケースのように、何年様子を見ていてもPSAが比較的低値であるときは、九九・九％「もどき」といえるでしょう。

したがって、本件の患者さんはまったく心配する必要はないのですが、「がん」といわれてしまったので、本人は死を意識している。「心配いらない」「がんを忘れなさい」と私はいうのですが、心理に刻み込まれた恐怖や不安はなかなか追い払えないようで、外来にいつまでも通ってきます。他臓器のがんでも、そういう方が多いのです。そうなる気持ちはよくわかります。

最近、一人の患者さんが外来を訪れました。紹介状ではＰＳＡ発見がんで、ＰＳＡは比較的低値でした。ただ、私の著書を読んだことがなかったとかで、診察の順番を待つ間に『あなたの癌は、がんもどき』（梧《ご》桐《とう》書院刊）を（売店で購入し）読まれました。やがて診察室に招き入れると、ニコニコして「いやー、分かりました」「もう結構です」と、病気について話すことは一切なく、ユーターンして帰られた。——がん放置療法の場合に、私の理想とする患者像です。

【ケース2】「腫瘍マーカーが上がってくるのはしょうがない、諦めました」

私が前立腺がんと診断されたのは、十二年前の一九九九年、六十一歳のときです。市でやっていたＰＳＡ検診を受けたのです。するとＰＳＡの値が八・五ほどあり、「ＰＳＡが高いから、精密検査を受けてみたほうがよいですよ」と勧められ、一泊の検査入院で針生検をしました。

市民病院への入院時、ナース・ステーションで泌尿器科部長が、「市のほうから検査をやれ、やれ、といわれるから、仕方なしにやっているんですよ。受けなければ、七十歳くらいまでは快適に過ごせたのに、申しわけないですね」と本音をいってくれました。

このときの生検結果は大丈夫といわれました。しかし翌年の検診では、PSAは一〇・〇に近かった。それでまた針生検を受けたら前立腺がんが出て、二～一〇まであるグリーソン・スコアの「九」だといわれた。

一〇の次だから、これはダメかなぁ、と思った。「九だから、すぐに手術を受けたほうがよい」と勧められたのです。新任の部長は「悪いのがちょっと混じっている」というのです。「普通なんだけど、ちょっと混じっている」。それなのに、なぜ急に手術を受けなければならないのか、と疑問に思いました。

「奥さんも連れてきてくれ」といわれて女房と一緒に行きました。女房には「夫がインポテンスになるから、覚悟しておきなさいよ」といいたいわけなのです。

まずホルモン療法を始める、といわれ、一回だけホルモン療法をやりました。するとたった一本のLH‐RHアナログの注射で、PSAが二・二まで下がった。だけれども気力がなくなり、生きた屍《しかばね》みたいな感じがしてしまって……。気分がよくない。

近藤さんの『がんと闘うな』を読んでいたので、行ってみるかな、と思ったのです。

近藤先生に「ホルモン療法は続けたほうがよいですか」と尋ねたら、「すぐにやめなさい」といわれた。それでもう、その後は一回もやっていないのです。

「一番よいのは、自然でいることです」といわれた。いずれ人は死ぬのだから、と覚悟が決められ、それから気が楽になった。普通の生活ができる。それでもう十二年です。自覚症状もない。

近藤先生は「検査なんか受けなくてもいい。来なくていい」というのですが、私は先生に会いに東京へこられるし、たまに東京へ出てきたいし、それで検査を受けるために受診しているのです。ほかの検査はなにもやっていないのですが、ＰＳＡくらいはよいじゃないかと思って検査を受けているのです。

そうするとＰＳＡの値が上がってくるわけです。一〇くらいだったのが、一六になり、二六になり、三八になり、五〇になり、いまは七〇台です。七二くらいです。

急にパッと上がるときもある。一〇くらいパッと上がると、次の半年に半分くらい下がるのです。そしてまた……。でも、上がってくること自体はしょうがないのです。それは諦めた。

私が今年（二〇一一年）、安心したのは、前立腺がんと告げられて十二年経って、平均寿命くらいは生きられるかもしれない、と思うようになれたからです。近藤先生の『あなたの癌は、がんもどき』を読んだからです。

放っておくのが一番よいのだけれど、ＰＳＡが上がってきてもいつ治療すればよいのか、その目安はない、と書いてある。

そして最初から転移のあった患者のことも書いてあった。ＰＳＡが一三六で骨転移があり、初診から六年半生きた。自覚症状が出てきたのはかなり経ってからのこと。

私はＰＳＡがまだ七〇台で、ＰＳＡが一三六になるのにあと四～五年からかかるわけです。しかし、一三六になってもまだ自覚症状が出ない。それから六年半経って死亡したとしても、私の場合、他の病気で亡くなってしまう可能性が大きい。そう思ったのです。

普通に生きている分には十分でしょう。日本の男性の平均寿命は八十歳。私は現在七十三歳だから、ＰＳＡが七〇台から一三六になるまでに四～五年かかるとすると、ＰＳＡが一三六になるのは七十七歳。それから亡くなるまでに六年半かかるとすると八十三歳で死亡する。それならまぁ、普通だと思うのです。

嫌な気持ちで病院通いをして、検査だなんだとやられると、それで病気になってしまう。好きなものは食べられるし、体は動くし、なんにも症状が出ていない、病院なんかに行かないで済ませられるのなら済ましたほうがよい、と思ったのです。

図3　ケース2の患者のPSAの推移
横軸の年は西暦の下2ケタ

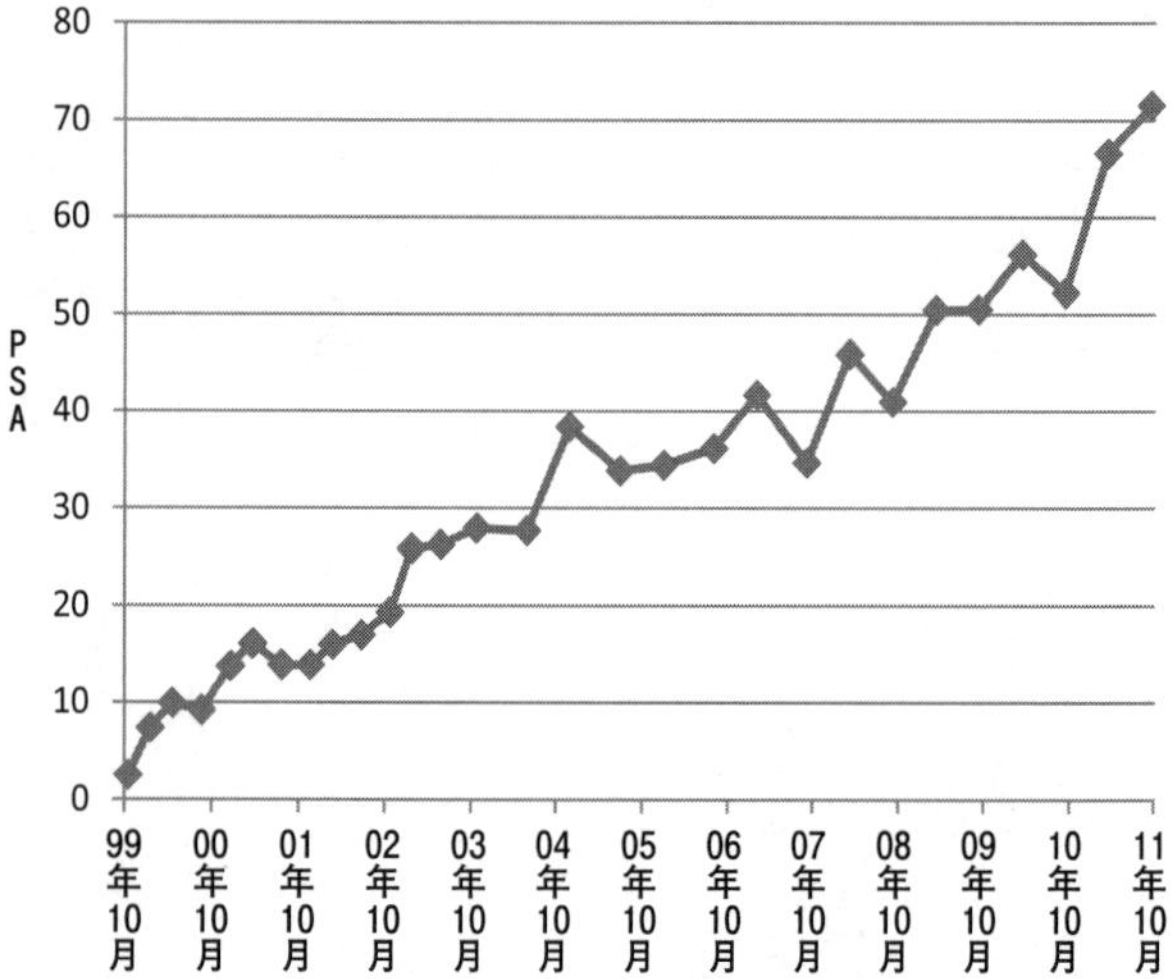

【解説】

組織診断には誤診が多い

ＰＳＡの推移を図3に示します。多少上下しながらも、全体的には右肩上がりに上昇している。ただ、ＰＳＡが上昇を始めた患者のすべてが、本ケースのように上昇を続けるわけではなく、最初上昇していても、三〇、四〇あたりになって足踏みするケースもあります。放置観察を始めた場合にＰＳＡがどうなっていくかを予想するのは難しく、しばらく様子を見ても（さらに先の予想は）完全にはできません。

本ケースでも診断過程に問題がありました。前立腺がんの悪性度を示すグリーソン・スコアが当初「九」と診断されたのですが、慶応病院の病理医に見直してもらったら、「七」に変更されたのです。悪性度は「高い」ではなく「中程度」でした。

この場合、各病理医の（診断能力の）優劣が（私には）不明なので、「九」のほうが正しい可能性も残ります。が、一般に、病理医が未熟であるほど、過剰診断（実際よりオーバーに診断する）になりがちです。以前こんなことがありました。

私が乳房温存療法を唱導していた頃（八〇年代〜九〇年代前半）、全国から大勢の「乳がん」患者が集まってき、すでに生検を受けていたケースは、組織標本を取り寄せ、エキスパートに見直してもらっていました。その結果、「乳がん」ケースの一割もが誤診（良性）だったのです。彼女らが元の病院にとどまっていたら、乳房と胸筋を切除されてしまい、あばら骨の輪郭が見え、腕が上がりにくくなっていたはずです。

この話の恐ろしいところは、誤診率が全国平均で一割だったと推定できる点です。その頃日本では、温存療法の施行率がほぼゼロだったので、私のところには、各地のがん専門病院や大学病院からも患者が集まってきていて、彼女らも誤診されていたのです。

このような誤診は、諸臓器のがんで現在も見られます。誤診率は昔より減ったでしょうが、ゼロにはなっていない。最近、次のような経験をしました。

某大学病院で浸潤性膀胱がんと診断された男性は、担当医に「膀胱全摘術」を勧められました。患者はそれを断り、私のところに来られました。遠方なので、膀胱がんの放射線治療を行っている最寄の病院を紹介すると、再検査が行われ、がんではなく「良性」と診断されたのです。

病理の誤診を防ぐため患者・家族にできることは、組織標本を借り出して、別の病院で病理検査をやり直してもらうことです。転移がんはそう間違えないのですが、比較的早期の癌はもちろん、進行がんと言われても誤診の可能性が残るので、臓器切除といわれたら、病理再検査を是非励行してください。

その場合に必要なのは、心と時間のゆとりです。がんではセカンド・オピニオンが大事とよく言われますが、がんの恐怖があるため、早く治療したいと焦り、別の治療法にたどり着くチャンスを失うのが通例です。まして、病理診断をもう一度確かめてもらう気にはなりにくい。再検査の時間をつくるためには、心のゆとりが必要なのです。がんは多少放置しても問題ない、治療を受ける前にいろいろ確認する時間はある、と知らせることが本書の目的の一つです。

監視療法とは？

ＰＳＡ発見がんには「監視療法」とか「待機療法」と呼ばれる方法があります（以下、待機療法を含めて「監視療法」）。がんを発見してもすぐ治療せず、定期的にＰＳＡを測って、値が上昇してきたら治療するのです。少なからぬ数の泌尿器科医が実行していますが、全然行わない医者も多く、受診した病院により、提案されるか否かが異なります。

監視療法の結果は多々報告されており、なかには前立腺がん四百五十人を経過観察したカナダの研究もあります。その報告では、一～十三年の観察期間中、前立腺がんで死亡したのは五人であり、死亡率を計算すると十年で二・八％でした（J Clin Oncol 2010;28:126）。

この研究では、前立腺以外での死亡も調べていて、亡くなった全患者数は九十七人、十年死亡率に直すと三二％です。つまり、前立腺がんによる死亡数の十倍近くが、他の病気で亡くなっています。ＰＳＡ発見がんの圧倒的多数は他病死するわけで、私が九割は「もどき」という所以《ゆえん》です。

ただ監視療法の内容は限定的で、私の「がん放置療法」とは異なります。日本で行われている監視療法と、がん放置療法を比べてみましょう。

監視療法では、針生検でしか分からないステージ１ｃを対象とするのが普通です。そして通常、グリーソン・スコアが「六」以下を基準とします。本ケースは、グリーソン・スコアが（見直しても）「七」だったので、監視療法の対象にはなりません。

これに対しがん放置療法は、グリーソン・スコアが最高値の「一〇」でも対象とします。日常生活の質（ＱＯＬ）を落とす（がんに由来する）症状がない限り、放置療法の対象になるのです。

ＰＳＡに関しては、監視療法では二〇以下が（療法を始める）基準です。この場合、ＰＳＡが二一だと失格です。これに対し放置療法では、ＰＳＡの上限は定めず、一〇〇でも二〇〇でも（療法を始める）対象になります。

様子を見ている途中で、観察を打ち切って治療を始める基準も異なります。

監視療法では、ＰＳＡが「二〇」を超えると経過観察を打ち切り、治療を始めるのが大勢です（「三〇」とする医者もいる）。また、ＰＳＡの上昇速度も基準にしています。ＰＳＡが倍になる期間（倍増時間）が二年未満と短い場合に、経過観察を打ち切って治療を開始することが多く、なかには、倍増時間を三年未満とする医者もいます。これらの基準によれば、本ケースはとっくに治療されています。

これに対し放置療法で経過観察を打ち切る基準は、がんに由来する症状の出現です。初発巣が増大するか、転移巣が増大するかして、それらを原因とする（ＱＯＬを落す）症状が出てきたときに治療を開始します（後述）。

放置療法では実際には、初発巣増大を原因として治療を開始する場合はほとんどありません。先の四百五十人の報告でも、尿管閉塞《へいそく》を理由とする治療開始は二人だけでした。私も、初診時転移がない人たちでは、治療を必要とするような初発巣の増大を経験していません。

他方、骨転移があると治療開始を迫られることがあります。最初無症状だったので放置療法を始めた（骨転移）ケースで、痛みが出てきてQOLが落ちたために治療を開始しました。

このように監視療法と放置療法では、治療基準が異なりますが、それ以上に、理念が異なる。というのも、監視療法や待機療法は、「監視」や「待機」という用語が示すように、厳重な定期検査を患者に課して監視・管理し、手術する機をうかがうわけで、いつかは治療に持ち込もうという（医者の）考えが透けて見えます。

これに対し放置療法は、できるだけ治療を避けようという考えに裏打ちされています。定期検査は必須とせず、検査を受けずに完全放置してもよいし、患者さんが受けたければ（検査を）受ける、というのが基本理念であるわけです。

監視療法や待機療法は、その基準が不合理なのも問題です。

というのも、PSAの数値を療法開始や打ち切りの基準としますが、数値は連続的なものだからです。つまり連続的な数値をある一点で区切って、それ以下なら治療不要で、それを超えたら治療が是非必要とする合理的根拠がないのです。思考実験をしてみましょう。

たとえば、PSAが二〇を超えたら治療に切り換える、という基準だとします。しかし、二〇ならよくて二一では駄目という理屈や根拠はない。それゆえ患者に強く迫られれば、担当医は二一でも経過観察続行に同意するでしょう。では次に、二二だったらどうするか。患者に強く迫られれば、これも経過観察とせざるを得ない。――このように段階的に考えていくと、数値の基準は無限に拡大していくのです。

しかも、PSAが基準を充たした場合、行われるという治療が臓器を全摘したり、放射線をかけたりすることであるのも問題です。数値のわずかな違いが、患者の体にそれほど大きな変動をもたらすというのは理不尽なのです。おまけに、治療を受ければQOLはかえって落ちてしまうのだから無茶苦茶です。

これに対し放置療法は、治療開始の基準をQOLを落とす症状（の発現）に求めます。基準として明確ですし、治療すればQOLが回復するというメリットがあります。

少し余談になりますが、PSAの値を基準に用いる場合、たいていは十の倍数です。他方、高血圧等の良性疾患においても、治療の要否を判断する基準値は、十の倍数であることが圧倒的多数です。これは、科学的根拠があるというよりも、人間社会が十進法を用いているからです。

では、なぜ十進法かといえば、人間の指の数が十本であることが原因でしょう。もし人間の指が十二本であったら、現代社会は十二進法を採用していたのではないか。十だと、二と五でしか割り算できないのですが、十二だと、二、三、四、六と四種の数字で割ることができ、その面でも便利です。こうしたことから考えても、監視療法において十の倍数を基準にしているのは、科学的考慮によるのではなく、十進法という「慣習」に左右された結果といえます。

PSA発見がん患者は多いので、監視療法の残りの基準についてもコメントしておきます。

まず、グリーソン・スコア「六」以下を基準とする点ですが、前述のようにスコアは病理医によって変動するという不安定さがあります。それなのに、スコア診断を絶対視して（治療の）対象を選別するのは（患者にとって決定的不利益をもたらすことなので）不合理です。

PSAの倍増時間を治療開始の基準とする点も不合理です。二年ならよくて、一年十一ヵ月では駄目だとする理屈が立たないからです。

監視療法には落し穴もあります。定期検査として採血のほかに直腸診をすることが多いのですが、前述したように、直腸診をするとPSAが高くなってしまう。それを腫瘍の増大と勘違いしたら、治療が始まってしまうでしょう。

以上を要するに監視療法は、数値を管理・治療しようという方法であり、がん放置療法は、人（の症状）を治療しようとする方法であるわけです。が、より根本的には、監視し、治療の機会を待つのは医者たちです。医者が患者を監視、支配し、管理するのが監視療法といえます。

これに対し、がん放置療法の主人公は患者です。放置するのも、治療を受けるかどうか決めるのも患者です。つまり、医者に奪われてしまった自分の体に関する決定権を取り戻す方法として、がん放置療法は機能するのです。

放置療法の実行法

私が行ってきた放置療法の対象には、泌尿器科医たちがタチが悪いと考えているタイプも含まれています。そうして一年以上放置・観察を続けた患者は二十人以上になりました。初診時に転移徴候がなくて、その後に転移が生じてきた人は皆無です。とすると、すべてが「もどき」なのでしょう。

紛れがないよう、放置療法のやり方をまとめておきます。

放置療法では、臓器転移があったり、直腸診で前立腺に腫瘤を触知する患者も対象とします。がんに由来する症状がない限り、対象となるのです。

がん放置期間中は、がんであったことを忘れて、何も検査をしないのがベストです（市町村や職場の健診には、しばしばPSA検査が含まれているので要注意）。そして、がんに起因すると思われる症状が出たときに、改めて検査して、治療法を検討します。

ただ多くの患者は、何も検査しないのは耐えがたいらしい。その場合、PSAを測るだけで十分です。前述のように直腸診は、PSAが誤って高く出て、治療に追いこまれることになります。

PSAの採血だけであれば、泌尿器科以外の開業医でもできます。泌尿器科医でないほうが、手術を受けなさいと脅される可能性が減り、心の安定を図れるでしょう。検査間隔は、一年に一度程度で十分です。

ＰＳＡが高くなった場合にどうするか。五〇になったら治療を受ける、一〇〇になったら治療を受ける等、さまざまな考え方がありえます。ただ前述のように、ＰＳＡがいくつになったら治療を受けたほうがよいとする合理的な理由やデータはありません。ひとたび放置療法を始めたら、症状が出ない限り、どこまでＰＳＡが上昇しても様子を見るのが理にかなっているのです。

【ケース３】腫瘍マーカーが一〇〇を超え、血尿も出た

手術など受けなくてよかった、と思っています。

前立腺がんと診断されたのは二〇〇一年五月、六十歳のときです。会社の健診を受けると、その中にＰＳＡ検査があり、値が異常だと。病院での針生検で、完全に前立腺がんであると診断されました。

その病院の泌尿器科では、すぐに手術を受けるようにと勧められ、手術日も決められてしまいました。「手術を受けないとなればホルモン療法（ＬＨ・ＲＨアナログ）ですが、十年もしないうちに効かなくなり、寿命が短くなる」といわれました。「経過を見る」という方法がある、ということについては説明がなかった。

もう頭が真っ白になりました。

前立腺がんの患者である友人から、『患者よ、がんと闘うな』を見せてもらい、じゃぁ、近藤先生に受診して話をうかがってみようと思いまして、慶応病院へうかがいました。先生と話し、当面は様子を見るだけにしようという話になりました。

手術などはリスクのほうが大きすぎる。

経過を見ていたら、PSAの値はだんだん上がってきました。しかし、症状は出てこないので、このままでいいかなぁ、と思っています。

実は、家内はもう三十数年前に子宮がんで手術を受けたことがあるので、がんという病気は大変だと知っていた。私の姉もちょうど十年前（二〇〇一年）に肺がんで手術を受け亡くなった。母親もちょうど五十五年前、私が十五歳のとき、がんで亡くなっているのです、手術は受けませんでしたが……。そんなこともあり、手術は嫌だなぁ、と思っていたのです。

PSAは最初は九くらいからスタートして、だんだん上がってきて、いまは一〇〇台なのです。まぁ心配ですが、しょうがない、と思っています。骨転移で腰などが痛くなるという症状も出てきていませんから……。

四年くらい前に尿道から血が出たことがありました。これがいよいよ前立腺がんの症状かなぁ、と思ったのですが、近藤先生から「大丈夫だよ」と言われて安心しました。

図4　ケース3の患者のPSAの推移
横軸の年は西暦の下2ケタ

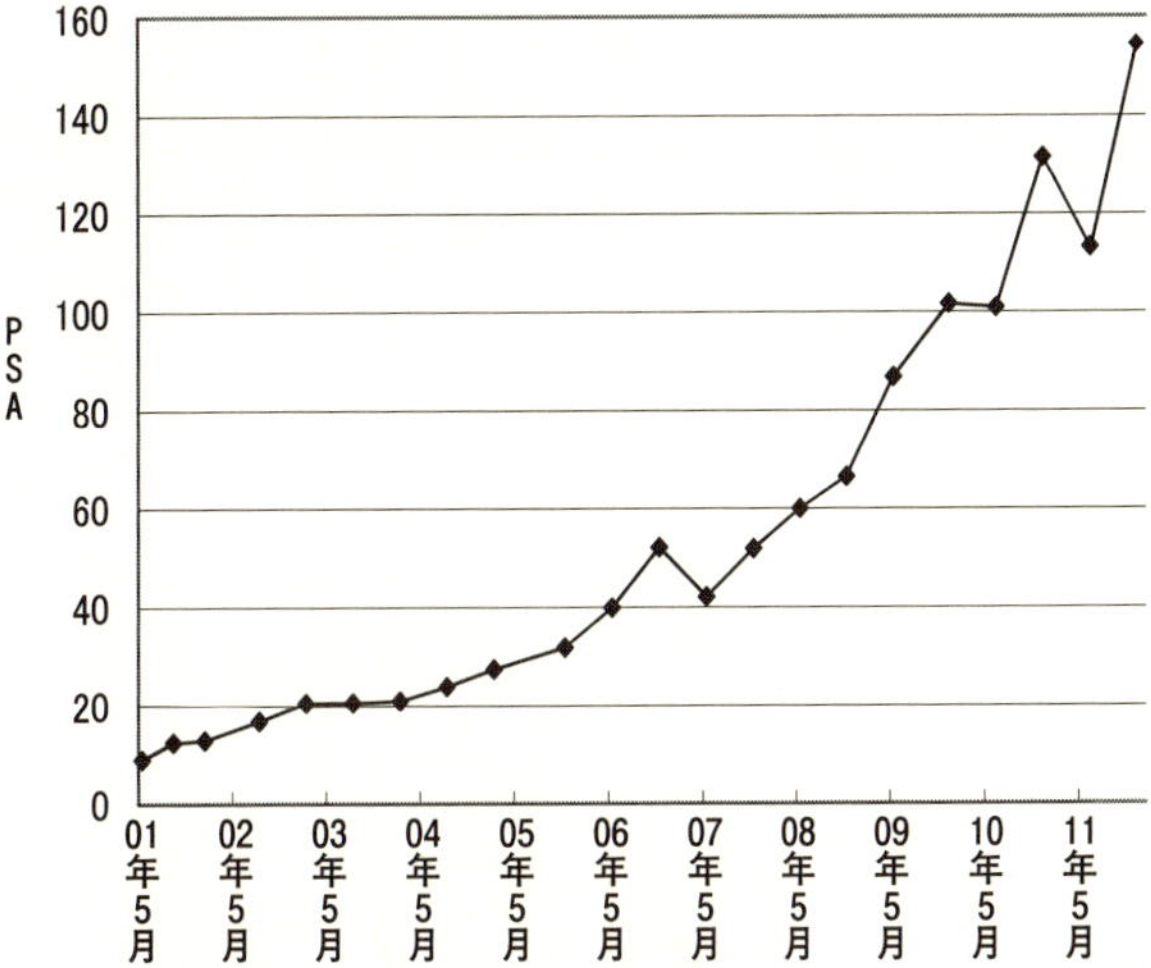

いまは七十歳だから、あと十年なにもなければいいなぁ、と思っています。

【解説】

症状が出てから治療しよう

ＰＳＡの推移を図４に示します。本章で紹介している三人の中では、ＰＳＡが一番高くなっています。前述のように、監視療法や待機療法を受けている（他病院の）患者たちは、ＰＳＡが二〇とか三〇になると治療されてしまうので、完全放置の場合にここまで値が高くなった経過観察グラフは稀有であるはずです（同じ意味で図３も稀有）。少なくとも私は（医学文献上）見たことがない。読者の皆さんもよく心にとめておいてください。

ＰＳＡが一〇〇を超えて上がってくると、患者・家族としては、いても立ってもいられない気持ちになるはずです。ただ、転移がある「本物のがん」であれば、ＰＳＡは（途中で）落ちこむことなく、直線状に上昇すると思われます。本ケースのように多少の上下を繰り返しながら上昇していくのは、「もどき」である証拠の一つになります。

その点からも、ＰＳＡが上昇したという一事で治療を始めるのは考えものです。前立腺がんの症状が出てＱＯＬが落ちてから治療を始める方針ならば、ＰＳＡ発見がんの九割以上は（他の病気で死ぬので）一生治療を受けずにすみます。またＱＯＬが落ちてからなら、治療を受けて合併症が生じたときも、がんでＱＯＬが悪くなっていたのだから（治療を始めたのは）仕方がなかったと、（無症状なのに治療を受けて合併症が出た場合より）得心しやすくなるでしょう。

治療法の選択肢

前立腺がんで生じる症状と、治療法の選択肢をざっと説明しておきましょう。

「本物のがん」の場合には転移がありますが、前立腺がんの転移部位は骨が圧倒的多数です。骨盤や脊椎《せきつい》への転移が多く、腰痛、背部痛をきっかけとして発見されます。骨転移があっても、だるさ、疲れ等の全身症状は初診時にみられないのが普通です。

骨転移があっても無症状で、PSA検査を契機に(前立腺がんとその)骨転移が発見されることもあります。本書でいうPSA発見がんの中には、それらも含めています。

骨転移で痛みがあれば、治療を受けるのが妥当です。鎮痛剤、放射線治療、ホルモン療法の中から選ぶようにします。抗がん剤治療(化学療法)は寿命を縮めるので禁忌(医学的にやってはいけないこと)と考えておきましょう。高齢者には(抗がん剤は)特に危険です。

鎮痛目的で、二種類以上の方法を同時に始めないことが重要です。鎮痛効果があった場合にも、どれが効いたか分からなくなり、その後の方針を立てにくくなるからです。まず一つの治療法を始め、その効果を見てから別の方法を検討するというのが、どういう対症療法にも共通する原則です。

前立腺内の初発巣が大きくなると、それに起因する症状(局所症状)を引き起こす可能性があります。PSAがなかった時代は、尿が出なくなること(尿道閉塞)を契機に発見される前立腺がんがありました。しかし今日では、尿が出にくくなったり、尿線が細くなった人の圧倒的多数が良性の前立腺肥大です。実際、前述した四百五十人を経過観察した報告では、がんを原因とする尿道閉塞は一件も生じていません。

本ケースでは尿道からの出血がありました。しかし尿道は前立腺の中心を通っています(25頁図2参照)。これに対し前立腺がんは、中心部ではなく辺縁付近に発生するので、がんが育つ場合にも、尿道に顔を出して出血する事態は考えにくいのです。

今日、PSA発見がんの多くは、直腸診をしても（硬い）腫瘤（初発巣）が分からず、MRIによる精密検査で初発巣の所在が明らかになるか、もしくはMRIでも初発巣の局在が不明に終ります。このような前立腺がんは悪性度が低く、放っておいても局所症状を引き起こすことはほぼ皆無です。

局所症状が生じた場合の治療法としては、手術と放射線治療が候補になります。歴史的には手術が優先されてきたのですが、放射線治療でも生存期間は同じです。手術の場合、切除した範囲外に（がん細胞が）広がっているケースに対処できないので、術後に放射線治療をすることが多くなります。が、それだと（相乗効果で）合併症が増えてしまう。無治療を選ばないなら、放射線（単独）治療にするのがベターです。

除睾《じょこう》術の効果

ホルモン療法でも、多くの場合、局所症状を緩和できます。実際にも単独で、あるいは手術や放射線と併用して用いられますが、具体的方法はさまざまで、その解説は本書の域を超えます。ただ一言しておきたいのは「除睾術」（睾丸切除術）です（以下は、転移治療としてのホルモン療法にも妥当する）。

ホルモン療法は、がん細胞が男性ホルモンをエサのようにして育つので、男性ホルモン分泌を抑制することが目的です。日本では通常、薬を使います。女性ホルモン剤を投与して、男性ホルモンに対抗させることもありますが、初回の方法としては、「リュープリン」等のLH-RHアナログ製剤を注射して、男性ホルモンの分泌を抑えるのが一般的です。

しかしLH-RHアナログには問題が多い。最長でも三ヵ月に一度の注射を反復しなければならないので煩雑ですし、何よりも薬代が高価です（リュープリンは三ヵ月用で一本八万一千円、三割負担で二万四千円）。

それにホルモン分泌を抑える力がある薬だけあって、副作用も強力です。医療機関向けの薬剤添付文書に挙がっている「重大な副作用」として、間質性肺炎、アナフィラキシー様症状、肝機能障害、黄疸《おうだん》、糖尿病の発症または増悪、下垂体卒中、心筋梗塞《こうそく》、脳梗塞、うつ状態等があります。

それなのに頻用される原因は二つあります。一つには患者とすると、注射なので何時でも止められそうに感じ、止めれば男性機能が戻ってくることを期待するのでしょう。しかしホルモン療法では（がん細胞を）根絶できないので、中止すれば（がんが）再燃するのは必至です。そのため一度（ホルモン療法を）始めると、ことに再発を疑った場合には、死ぬまで使うことが圧倒的多数です。

第二は（医者の側の）経済的な理由です。患者が定期的に受診するので、医療機関の収入が増えます。また薬代が高いので、担当医には（薬を使ってもらおうとする）製薬会社から種々の見返り（キックバック）がある。LH－RHアナログに固執する泌尿器科医はこのタイプと考えてまず間違いない。

そもそもLH－RHアナログは（ホルモン分泌の源である睾丸をそのままにして）男性ホルモンを抑制しようとする点で強引です。それよりも（除睾術で）睾丸を除去するほうが簡明です。除睾術は一回限りの手術ですみ、入院・手術の費用も、LH－RHアナログを数回注射すればお釣がくるほどです。

また、除睾術の効果は顕著で、すぐにがん症状もとれ、高かったPSAもストンと落ちるのが普通です。この方法の発見者には、ノーベル生理学・医学賞が与えられたほどです。

除睾術の副作用はどうか。宦官や高音（男性）歌手をつくるため、中国や西欧で昔から行われていた方法ですが、副作用についてはよく知られていません。そこで考えてみると、男性機能の源がなくなる点で、女性に近くなるのですが、女性は男性より長寿なので、寿命面の心配はないでしょう。前立腺がん患者に女性ホルモン剤を投与すると縮命の可能性があるのと対照的です。

精神症状緩和のための治療

これまで述べてきたのは、肉体面での症状ですが、精神的症状も考慮すべきです。具体的には（がんに対する）恐怖や不安です。がんは恐いという通念がある現代社会では、がん患者はおびえて暮らすことになり、それは立派な精神症状といえるでしょう。

恐怖や不安は、がんを治療しないで放置する場合に一層高まる可能性があります。がんは「本物」と「もどき」に区別されること等を知って放置を選んだ場合にも、不安がなくなるわけではないようです。転移はあるかないかどちらかであり、どちらにしても治療が寿命を延ばさないという理屈が、不安という感情を何とか押さえ込んでいるのが実情でしょう。

したがって、この理屈が理解できなければ、がんを放置することには耐えがたい。ＰＳＡ発見がんで監視療法を実行した場合、医者が治療の必要を認めない段階でも、一割程度もの患者が治療を希望することがあるようです（担当医の表情や態度も影響するかも）。

このように通念の効果は絶大なので、理屈がわかっている人でも、ＰＳＡが上がってくれば、恐怖や不安は増大するはずです。そういう精神状態を好転させるには、治療をしてみなければならない事態も生じます。諸臓器のがん放置療法で、ときどき経験する事態です。それで私は、定期診察時の（患者の）表情や態度から恐怖や不安を読みとったときには、「そろそろ治療をしましょうか」と水を向け、患者の判断を待つことにしています。

局所症状がないPSA発見がんを治療するとしたら、方法は何がよいか。臓器転移がなければ、手術か放射線のどちらかにする、と考えるのが普通です。しかし私は、手術は合併症が恐くてとても勧める気にはならない。その点、放射線治療はベターとは思いますが、やはり合併症があるわけで、手術にくらべて「まし」という程度です。もどきに対して当方から勧められる代物ではないと考えています。

そこで、男性機能（の存続）に本当に関心がないという患者には、ホルモン療法（除睾術）を勧めています。しかしこれもPSAの値次第でしょう。PSAが五〇とか一〇〇を超えて、相当不安が強いときには仕方がないとしても、PSAが一〇とか二〇では行わないほうがよいと思います。何もしない状態に比べれば、除睾術も不自然だからです。

無意味と判定されたがん検診

最後に、PSA発見がんの頻度と、PSA検診の是非について解説しておきます。

頻度を考える出発点は国民の死因分析です。この点、前立腺がんが死因となることは多くなく、日本人男性死因の一％にとどまります。

ところが、他の病気や事故で亡くなった男性を解剖すると、前立腺がんが高頻度で見つかるのです。これを「潜在がん」「潜伏がん」「ラテントがん」などと呼びます。発見頻度は高く、五十歳以上の男性の半数以上にラテントがんが見つかります。もっと詳しく調べれば、ほぼ全員に発見される可能性があります。

ということは、生きている男性も、そのほとんどがラテントがんを持っているはずです。しかし、前立腺がんで死亡する人は全男性の一％。つまりラテントがんのほぼ全部は、放っておいても宿主《しゅくしゅ》を死なすことはないのです。

その（宿主を死なすことはない）ラテントがんを、わざわざ見つけだして治療へと駆り立てるのが「ＰＳＡ検診」です。健康な男性に治療を受けさせることを目的とした検診ですが、患者の側には利益がなく、合併症という不利益だけが残ります。

これに対して、検診実施側には様々な利益が生じます。まず、検診にかかる費用を（自治体、会社等）誰かが負担してくれるので、医療機関の儲けになる。ＰＳＡが高ければ、短期入院させて針生検を行えるし、ＭＲＩ等の検査代も上乗せされる。手術、放射線、ホルモン治療をすれば、その治療費・入院費、術後の定期診察・検査による診療費と、稼ぎはふくらみます。合併症が生じればその治療費でさらに稼げるという、おぞましい仕組みまで存在します。

ＰＳＡ検診については、大流行している米国で新たな動きがありました。米政府の予防医学作業部会が、これまでに実施された五つの大規模臨床試験の結果を分析した結果、年齢、人種、家族歴にかかわらず、ＰＳＡ検査が死亡率を下げるとの証拠は見いだせなかったとし、すべての年齢の男性に対し「検査は勧められない」との勧告案をまとめたのです（二〇一一年十月八日付「朝日新聞」）。

しかし米国でも日本でも、ＰＳＡ検診は医療機関の経営や医者の経済的利益にあまりに大きく組みこまれてしまっている。その稼ぎで生計を立てている人たちには、ＰＳＡ検診が仮に二割減っただけでも大打撃でしょう（一般事業で売り上げが二割落ちるのと同じ）。したがって、どういう勧告が出ようと、彼らが自発的にＰＳＡ検診を止めることはなく、逆に推進しようとするはずです。医者の世界でも、経済的利益に関係する因習や偏見が一番正しにくいのです。

2章　子宮頸がん

本章では、子宮頸がん（組織型：腺がん）と診断された若いお二人を紹介します。一人は経過からみて明らかに「もどき」で、もう一人は「本物」か「もどき」かまだ不明な段階です。

【ケース1】上皮内がんで手術を勧められた

子宮頸がんと診断されたのは五年前です。

二〇〇五年の夏、三十一歳のときに市が行っている健康診断で、細胞診で3bと診断された。精密検査のため、市立病院の産婦人科を紹介され、組織診をしたら、高度異形成といわれました。組織診は二～三ヵ月に一回行うと。

この組織診はあまり痛くない、といわれているのですが、私は痛いのです。長いはさみを膣《ちつ》から挿入して、米粒くらいの組織を切っていくのですが、それが一箇所だけではなくて、ちょっと悪いところ、硬くなっているところを何箇所も切るので、私は五～六箇所切られたのです。ちょっと引っ張って、パチッと切るのです。音はしないのですが、痛いので、切ったな、とわかるのです。切った瞬間、腰が浮くような感じがするのです。もちろん、麻酔をしていませんから……。

組織診の後は、脱脂綿を膣に思いっきり詰められて……。その後、血の塊がドバッと出てきたり……。私は、組織診は絶対に嫌ですね。

しかもそれが二ヵ月に一回のペースですから、そんなに行くの、という感じです。私はそれが嫌で、自主的に四ヵ月に一回にしてしまいましたが……。

子宮頸がんと診断されて、最初はビックリしました。市立病院へ通いだして一年たった二〇〇六年九月です。

自宅の電話に、「ちょっとお話があるので病院へ来てください」とあった。そのとき、「異形成が進んでしまったんだなぁ」と思った。すごくドキドキしました。

病院へ行ったら、「これは上皮内がんで、腺がんだ」とおっしゃっていた。今後、どうするか、と尋ねられました。

女医の先生は、流れ作業の事務的な感じの診療で、結構、冷たい。いろんな患者さんを診ているからなのでしょうが、淡々としているのです。あまり患者と話をしないし……。私は、よいイメージは全然ないのです。

先生には円錐切除手術を勧められた。妊娠・出産に支障はない、と説明されましたが、私はちょっと抵抗があったので悩みました（注：円錐切除は、子宮頸部をアイスクリームのコーン形にくりぬく手術。図５）。

うちの母親が近藤誠先生の本を読んでいて、「近藤先生のところへ行こう」と話しかけてきた。

図５　子宮頸部円錐切除術

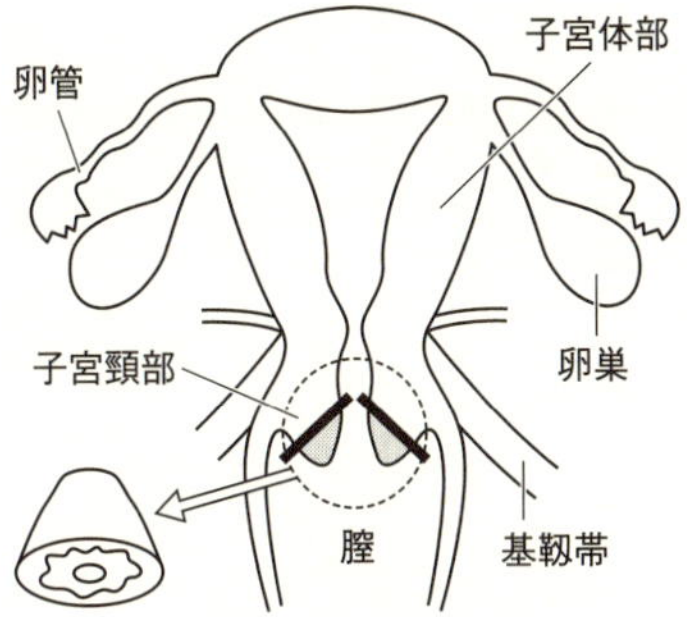

祖母が肝臓がんで亡くなった。そのときに近藤先生の本を母親は買い込んで読んでいた。抗がん剤をやらなければよかったね、と後悔していた。国立がんセンター東病院へ入院して、三ヵ月くらいで亡くなってしまった。抗がん剤の治療を受けてから、早かった。嘔吐してしまったり……。体力がなくなって……。抗がん剤をやる前までは、もの凄く元気だったのに……。

ただ市立病院の先生が紹介状を書いてくれなくて。私が未婚で出産経験もないので、近藤先生のところで放射線治療を行うと、妊娠できなくなってしまうから、ということで、先生とけっこうもめました。

「そんなところへは紹介できない」と。電話でのやりとりで大変だった。

母親と、「近藤先生のところへ直接行ってしまおう」ということで慶応病院に電話をしたのです。そうしたら先生が電話口に出てくれて、「来なさい」とおっしゃってくれたので受診したのです。

最初は病理検査のサンプルなども出さない、といわれたのです。近藤先生に一筆書いてもらったら、すんなりと出してくれた。

「これは市立病院に返却しないで、君がもらっときなさい」といわれた。記念で……。近藤先生には感謝しています。

「こんなのはおできみたいなものだから、全然、気にしなくてよいよ」と近藤先生から言われました。それでもう私は安心した。いまはもう何とも思っていない。切らなくて、よかったなぁ、と思っています。

友人が扁平上皮がんの子宮頸がんが見つかり、円錐切除の手術をして子宮頸部を切除した。その後、妊娠を二回したが、流産してしまった。たぶん、円錐切除の手術が流産の原因ではないか、と考えています。

私は、最初は不安だったのですが、近藤先生と話しているうちに、いまは自分ががんだという意識も薄れてしまっている。もう五年もたち、六年目ですから。最初は私も一所懸命調べましたけれど、最近はもう安心してなにも勉強していない。

欧米では、慢性炎症とみている医師が多い。上皮内がんまではがんではない。がんは浸潤がん以降ですから。中まで入ってしまっているから。

結婚の計画はあるのですが、妊娠・出産の計画はまだです。彼も私の子宮頸がんのことは知っています。

「しんどいのなら、子どもを産まなくてもいいよ」とか、彼はいっている。ちょっと勘違いしている。「無理しなくてもいいよ」と彼はいうのですが、「私は産めるから」といっているのです。「産めなかったら産めなくても構わない」といっています。私がもの凄く重いがんだと勘違いしている。

現在、近藤先生のところには、半年に一回のペースで受診している。もう近藤先生でないと、嫌だな、というのがあるから……。

患部は、目視で経過観察をしている。近藤先生のところは、組織診をしないので……。

近藤先生のところに行くと、ちょっと子宮頸部を診てもらって、最近は調子どう、って尋ねられる。ちょっと風邪ひきましたぁ……。

――そうなったら、そのときに相談しましょう、ということなのです。

【解説】子宮頸部の上皮内がんはほとんどが「もどき」

子宮頸部の上皮内がんを放置・観察した研究があります。アメリカの高名ながん専門病院で、六十七人を経過観察したところ、ゼロ期（上皮内がん）から1期（浸潤がん）に進行したのはわずか四人のみ。浸潤した可能性があるものの、断定はできないケースが五人。残りの五十八人中、上皮内がんのままとどまった者は四十一人に上り、あとの十七人は自然消滅してしまった、との報告です（Cancer 1963;16:1160）。

この報告には、少し問題があります。生検でがんと診断することはできますが、子宮切除のような手術をして組織検査をしなければ、がんが上皮内にとどまっていると確定診断できないからです。他方、がん細胞が上皮を超えて少し奥に入っていれば、浸潤がんであり、1期とされます。浸潤した部分が病変全体に占める割合がわずかでも（たとえ〇・一％でも）、浸潤がんとの診断になる。そのため、術前に上皮内がんと診断されたものの中には、実際には1期の病変が紛れ込んでいたはずです。つまりその報告で（ゼロ期が1期に）進行したとされたものは、実際には最初から1期だった可能性があります。

こういうことを言うのも、上皮内がんは放っておけば消えてしまうのが原則だからです。スウェーデンでの研究では、上皮内がん百人のうち、九十九人のがんは消えてしまうと推定されています（J Natl Cancer Inst 1993;85:1050）。

私もこれまで何人もの上皮内がんの放置経過を見てきましたが、全員、浸潤がんには進行しないでいます。最長では二十年以上になります。今では（本ケースのように）組織検査をすることは止めているのですが、かつて組織診をしていた頃、がんが消えたという報告をもらった患者が二人います。

結局、子宮頸部の上皮内がんは「がんもどき」です。既述のように（術前に）上皮内がんと診断されたもののなかには浸潤がんが混ざっていますが、仮に浸潤していても、1期の浸潤がんの圧倒的多数が「もどき」なので、術前に上皮内がんと診断されたものの九九％超は「もどき」といえるのです。

それでは、上皮内がんとは何なのか。

結論を先にいうと、子宮頸部の上皮内がんのほとんどは、ヒト・パピローマ・ウイルスなどのウイルス感染や精液等との反応を原因とした、上皮細胞の「慢性変化」ないし「慢性炎症」と考えられます。顕微鏡で調べる病理診断では、上皮細胞の慢性変化が一見「がん」のように見えるわけです。

別の面からみると、上皮内がんの発症頻度が高いのは、性的活動が活発な三十代、四十代の女性です。六十代、七十代になると、上皮内がんの発症頻度は大きく低下します。そこで、もし婦人科医たちが言うように、上皮内がんから浸潤がんに進行するのであれば、(六十代、七十代では)上皮内がんの発症頻度が著しく低下しているので、浸潤がん発症頻度も低下するはずです。ところが、浸潤がんの発症頻度や死亡頻度は、高齢になるほど増えるのです。これは、上皮内がんが浸潤がんの「前身」ではないこと、がんとは無関係な慢性変化であることを物語っています。

本ケースに即して解説すべきは以下の点でしょう。

組織型は、上皮内がんのうちの「腺がん」でした。子宮頸がんは「扁平上皮がん」が多かったのですが、最近、腺がんが増えています。扁平上皮がんに比し腺がんは、治療成績が少し低くなる(つまり死亡率が少し高い)といわれています。が、それは浸潤がんでの話です。上皮内にとどまる腺がんであれば、考え方は、扁平上皮がんのそれと同じです。腺がんの上皮内がんも「もどき」ですから、あわてて手術する必要はありません。

本ケースの組織診は最初、良性を意味する「高度異形成」でしたが、組織診を何度か繰り返すうちに「上皮内がん」が出ました。これは進行したということでしょうか。

この点、「異形成」もヒト・パピローマ・ウイルス感染等による慢性変化なので、状況により異形成の程度が変化します。ウイルス量が増えたり、（子宮上皮細胞と精液等との相性が悪くて）反応を起こしたりすると、細胞の顔つきが変化します。ホルモン周期（生理周期）のどの辺りで組織を採取するかも（細胞の顔つきに）関係するでしょう。したがって、ある時期は「異形成」と診断され、別の時期に「上皮内がん」と診断されることが十分ありえます。組織型が変化したからといって、進行したと考える必要は毛頭ないのです。

本件患者は、組織診が痛くて、いやだ、と言っています。婦人科医からすると、組織診をしないと分からないのだから、四の五の言うな、というところでしょう。しかし、出発点が「異形成」でしたし、上皮内がんも「もどき」ですから、客観的には不要なことをして、患者を苦しめているだけです。

「本物のがん」である前提条件

婦人科医が組織診に熱中するのは、病変が平らで、視診では正常（の子宮頸部）粘膜と区別できないからです。しかし、がんは、腫瘤をつくって初めて、宿主たる人を死に至らせる能力を獲得します。少し説明しましょう。

がんが人を死に至らせるためには、重要臓器の機能を妨げる必要があります。たとえば肺がんが気管支を押しつぶし（肺に）空気が出入りできないようにするとか、肝がんが肝臓ほぼ全部を占めて肝不全にさせるというように、臓器の機能不全を引き起こす力がなければならないのです。その前提として、がんは腫瘤（細胞の塊）をつくる必要があります。

ただし、腫瘤であれば人を死なせる力が（必ず）ある、というわけではない。硬くて、周囲の正常組織から（触って）識別できなければ、人を死なせる力はないのです。たとえば甲状腺は、超音波（エコー）検査をすると、首の触診では分からなかった小腫瘤がよく見つかります。しかしこれらには、正常組織と識別できる硬度はなく、したがって人を死に致す力もなく、典型的な「もどき」です。

注意したいのは、硬い腫瘤であることが人を死なせる前提能力であるとしても、硬い腫瘤であれば（放っておくと）必ず人が死ぬわけではないことです。人を死なせることができるかどうかは、その腫瘤が周囲組織に浸潤していく力があるか否か、他臓器に転移する能力があるか否かにかかわります。が、ともかくも、硬い腫瘤であることは「本物のがん」の前提条件の一つになります。

この点、上皮内がん病変は、触っても硬くなく、正常粘膜と同じ感触です。また、視診でも平らで、正常粘膜に溶け込んでおり、腫瘤はつくらない（つくれない）。

これに対し浸潤がんでは、初期のものを除き、視診で、正常粘膜と区別される多少盛り上がった病変を認めます。あるいは明確な腫瘤をつくり、その一部が潰瘍化《かいようか》していたりする。この段階で、ようやく前記（本物のがんとしての）前提条件の一つが備わるわけです。実際、それら浸潤がんの中には、頻度は低いものの、転移している「本物」が含まれています。

したがって、治療の必要がない「もどき」をあぶり出すためには、視診や触診をすればよいわけです。子宮頸部の場合には、頸部が直接目で見えるので、目で診るだけで十分です。そして頸部粘膜が平らで正常に見えれば、仮に上皮内がんが潜んでいたとしても、それは「もどき」ですから、「異常なし」と考えればよいわけです（視診には、コルポ・スコピーという拡大鏡を用いる必要もない）。

このようにすれば組織診をする必要はなく、患者に痛い思いをさせずに済み、また「異形成」だ「上皮内がん」だと一喜一憂することも避けられます。——私が視診しか行わない理由です。格別手を抜いているわけではなく、不要なことをしないだけなのです。

妊娠・出産を望むなら円錐切除は避けよう

本件で市立病院の担当医は、私のところへ行けば放射線治療になると考えていました。が、誤解です。私はゼロ期のがんに放射線治療は勧めないことにしています。放射線治療をすると、卵巣機能がとまるので、更年期症状が出たり、不妊症になったりするからです。放射線は、「もどき」に対する治療としては過剰です。

それゆえ、どうしても治療を受けたいという（上皮内がん）患者は、円錐切除を検討されるとよいでしょう。しかし、円錐切除には二つ問題があります。

一つは円錐切除は、卵巣機能を障害しないといっても、不妊症になる可能性が高いのです。子宮頸部をコーン形にくりぬくため、妊娠したとき頸部が開きやすく、子宮が胎児を保持できず、排出されてしまうからです（流産）。

第二に、円錐切除後の組織検査で、コーン形に切除した組織の端っこに「がん」が見られると言われてしまう可能性が高いのが問題です。その場合担当医は、「組織の断端にがん細胞が見られるから、（切除されていない）子宮側の断端にがん細胞が残っているだろう。だから子宮を摘出しましょう」と迫ってきます。このとき手術に同意すると、子宮・卵巣のみならずリンパ節まで取られて、「広汎子宮全摘術」に近くなってしまう可能性があるのです（広汎子宮全摘術については72頁）。

このように円錐切除には問題があるので、将来妊娠・出産を望む女性は「がん放置療法」を真剣に検討してみる必要があるでしょう。そして、もし放置を決めたら、目の前の婦人科医に相談しても多分相手にされないので、自主的に放置してみるのです。

では、放置後の経過はどのように調べたらよいか。自分には見えない場所なので、問題になります。一つの方法は、不正出血という症状が出るまで婦人科に行かないことです。これが一番合理的ですが、「がん」と言われてしまっているので、実行できる人は少ないかもしれません。

次善の策は、半年〜一年後に手術を勧めた婦人科医のところへ戻ることです。「どうしても手術の決心がつかなくて来られなかった」「もう一度検査してみてください」とでも言って、組織診をしてもらう。そうすると「異形成」に変っていることが少なくないでしょう。

担当医と顔を合わせるのがいやだったら、別の医療機関を受診するのも一法です。それまでの経緯は話さず、「がんが心配なので診てください」とでも言えばよい。細胞診から検査をやり直すことになりますが、細胞診の段階で無罪放免される患者も多いはずです。

放置療法中、本人にできることは何かないか。一つあるのですが、食事やサプリメント等ではなく、セックスに関することです。

前述のように、子宮頸部の上皮内がんは、ウイルスや精液等と接触することが原因になっていると考えられます（処女に子宮頸がんなし）。したがって、ウイルスや精液と接触する機会を減らせば、病変は（顕微鏡検査上）おとなしい顔つきに変化する可能性が高いのです。

そのために何をするか。一番に考えられるのは、コンドームの使用です。そうすれば、ウイルスや精液と接触するのを完全に防止できます。問題は、コンドームも異物であるので、アレルギー反応が生じる可能性が完全には否定できないことで、その結果、いくらコンドームを使っても、上皮内がんは好転しない可能性があります。そうであっても、ウイルスや精液と（子宮頸部が）接触するのを遮断するのが、病変を（顕微鏡検査上）おとなしい顔つきに変える近道でしょう。年齢が高くなるほど上皮内がんが減るというのも、ウイルスや精液に接触する機会が減るのが原因の一つであろうと考えています。

ただし、コンドームを使うことの効果は、臨床試験では確かめられていません。上皮内がんと診断されたほぼ全員が病変を切除されてしまい、研究対象にできる患者がいないからです。また前述した、上皮内がんはいずれ自然に消失してしまうという話は、コンドーム使用が前提になっているわけではなく、セックス習慣を変えなくても消えるはずです。それでもここで一言したのは、子宮がんと診断されるとセックスそのものを止めてしまう女性が少なくないので、そうまでしなくてもウイルスや精子との接触を断つ方法があることを示しておきたかったからです。

【ケース２】「出血はあるが、今は治療を受けたくありません」

子宮頸がんと診断されたのは二年前、四十歳のときです。

職場の人間ドックで要検査と告げられ、二〇〇八年八月から病院に通うようになりました。病院では、「確かに異形が出ている。しかし、そのまま正常に戻る可能性もある」といわれ、その後、数回受診しました。

「もうそろそろ経過観察もいらないでしょう」といわれていた矢先に、それまでとは違った重めの結果が出ました。〇九年四月に「がんです」と診断されたのですが、最初の診断は子宮体がんで、子宮全摘の手術が必要だろうと言われました。その後、「頸がんの可能性もある。子宮全摘でなくとも済む手術もあるが、この病院ではできないから」と、癌研（現・がん研）有明病院を紹介されました。

夫にはしばらく黙っていました。彼の誕生日がもうすぐで、お花見に行く予定だったからです。笑って見られる最後のお花見になるだろうと思いました。先生は「一刻も早く手術を」とおっしゃいましたが、「少し待ってほしい」とお願いしました。後から考えてみると、治療を急がずにすることになって、がんや治療について調べることができました。このころに近藤先生の理論をインターネットで知って、本を取り寄せて読みました。

癌研には夫と一緒にセカンド・オピニオンとして受診しました。体がんか頸がんか、先生は「見れば分かる」「セカンドじゃないぞ」と、急に婦人科診察を始めました。私は説明もなく身体を触られたことにショックを受けていました。

先生は「がんは浅いが広い。三センチぐらい。浸潤部分は二センチ以下かどうか。腺がんだと普通は子宮摘出。でも、villoglandular（ヴィログランデュラーと読む。76頁解説参照）なので円錐切除ができるかもしれない」。「放射線での治療はできないか」と質問すると、「腺がんは手術と決まっている。手術の決定は会議にかけて癌研独自の方法で決まる。それが絶対なんです。そこで円錐切除ができないと決まればそれに従わなければいけない」。

「慶応病院の近藤先生にも話を聞きたい」と言うと、先生の機嫌をすごく損ねたようでした。「他の方法でするなら他へ行ってください。放射線なんてありえない。私の本、今度来るまでに読んでください」。「これから会議だから」とその場を去ろうとしたので夫が引き留めましたが、「質問しても無駄です。もう何も出てきません」といって先生はいなくなってしまいました。次の診察予約が入れられていましたがキャンセルし、画像や生検の資料は返却してもらいました。慶応病院へ行ったのはそれからすぐ後です。

近藤先生は「がんであることは確かみたいだね」とおっしゃいました。「腺がんでも放射線治療はできる。このタイプは大きくなる可能性がある。いずれ放射線治療をするのであれば、大きくならないうちのほうがいい」ということでした。私と夫は本物のがんでないことと、小さくなることを期待して「しばらく様子をみたい」とお願いしました。

様子を見るといっても、婦人科診察は私にとって嫌なことでした。仕方がないと頭では分かっていても嫌でした。結果に一喜一憂しましたし、次の診察でがんが大きくなっていたらどうしようか怖かった。夫も同じだったと思います。診察の前になるとよく眠れなくなるようでした。

私が診察を受けていたのは、治療が必要かどうかを判断するためというよりも、自分があとどれぐらい生きられるのかを知りたかったからです。でも、そんなことは正確に分かるはずもないし、相当進まないと困った症状は出てこないし、それまではずいぶんと元気でいられるらしい。それに「あと何年生きられます」と分かったところで私はどうしたいのか。あと何年かの間に何が起こるか分からないし、だれだって自分がいつ死ぬのかなんて分からない。だったら診察は受けずに、末期の症状が出てから緩和ケアするのでいいのではないか。もし診察を受けたくないといったら、近藤先生は受け入れてくれるだろうか。病院にいじめられるかも。夫ははっきりと言わないけれど、大きくならないうちに放射線治療を受けてほしいと思っている。診察しないだなんて、彼は大丈夫だろうか。

そんなことをぐるぐると考えながら、いつ死んでもいいようにしておこうと行動するようになっていきました。自分が死ぬことを実感できると、なぜか穏やかな気持ちになるようです。お花見だって今でも笑って見に行けます。

二〇一一年四月に「もう婦人科診察はしたくない」と先生に話しました。私が心配していたことは起きませんでした。診察をやめてから不安が少なくなって、病院に行くことが嫌ではなくなりました。

近藤先生のところで二年間様子を見ました。最初の診察のときより若干大きくなっているようで、１b２期に近いのではないかといわれています。子宮頸がんの死因で多いのは、昔は大量出血か腎不全で、私もそうなる可能性があります。

「症状が出てきたらどうするか」先生に尋ねられますが、今は輸血も透析治療もしたいと思っていません。大量出血はあまり苦しまない可能性が高いし、透析は場合によるけれどそれ自体がつらいと思う。痛みが出てきたらできるかぎり緩和したいですが、なるべく自然のままにしていたい。これは治療の選択というよりも私の生き方です。私の希望を近藤先生も夫も大事にしてくれているのがとてもうれしい。

今ある症状は不正出血ですが、自分で十分対処できる程度です。生理だか不正出血なのか分からなくて、このままひどくなっていったら死んでしまうのかなあと、思うときもあります。いつも、なんだ、生理だった、とほっとしますが。

どんな治療を選ぶのかは患者が決める、ということはずいぶんいわれるようになってきたと思うけれども、「治療しない」というのはそこには入っていないようです。病気を否認しているだけだ、と言われたこともあります。私は将来、困難が生じる可能性も含めて、何もしないことを選んでいるのであって、人生を放棄しているのではないです。

【解説】

「もどき」でも治療したほうがいい場合がある

この方の進行度は1b期です。1b期の場合、ゼロ期と違い、治療の必要性が一定程度あります。1b期かつ（この方の）腫瘍の大きさだと、治癒の目安となる五年生存率は九〇％前後あり、九割が臓器転移のない「がんもどき」です。が、子宮頸がんの場合、「もどき」も治療しないと死亡する可能性があるのです。少し説明しましょう。

がんを「本物」と「もどき」に分ける基準は、他臓器への転移の有無です。転移があれば治らないからで、この点は子宮頸がんでも変らない。ただ頸がんの「もどき」を放置した場合、がんが増大するとともに、周辺の組織に浸潤していくことがあります。その結果、患部から出血し、あるいは子宮のそばの尿管を閉塞し、死亡の原因となる可能性があるのです（出血死や腎不全）。

というよりも、適切な治療法がなかった時代には、出血と腎不全が子宮頸がんの二大死因でした。それらの中には、転移がある「本物」も多々含まれていたはずですが、転移で亡くなる前に、出血や腎不全で亡くなっていたと考えられるのです。

ただし「適切な治療法」というのは、必ずしも癌に向けられた治療を意味しないことに注意しましょう。出血に対しては輸血や鉄剤で対処できますし、腎不全には血液透析で対処可能です。これらの対症療法を受ける限り、がん初発巣を原因として死亡することはない。しかしそうすると今度は、「本物のがん」の場合、潜んでいた転移巣が増大する時間的余裕ができ、転移で死亡することになります。この点からみても、臓器転移の有無で「本物」と「もどき」を分けることが合理的です。

要するに子宮頸がんの場合、転移がない「もどき」でも、治療しないでいると、腫瘍が増大して、出血や腎不全で死亡する可能性があるわけです。ただこれは「可能性」にとどまります。たとえば本ケースの1bが、放置したら必ず腎不全になるかどうかは不明で、いつまでも1bに止まっている可能性も否定できないのです。

広汎子宮全摘術より放射線がベター

しかし、出血への対応はかなり面倒です。また腎不全も、実際に生じてしまうと週三回の透析を迫られる。それゆえ、症状の悪化を防ぐ治療には意味があると考えられます。問題は具体的方法です。

この点、日本の（子宮頸がん）治療のスタンダード（標準治療）は、世界のそれとは大きく異なります。進行度別に考えることが重要なので、1b〜2期に限って説明します。

1b〜2期の（世界的）スタンダードは放射線（単独）治療です。具体的には、骨盤に外から放射線をかけるとともに、膣のほうから子宮内部に（放射線を出す）線源を送り込んで照射する治療法です。全部を終えるのに二ヵ月近くかかりますが、外来通院で実施可能です。

これに対し日本でのスタンダードは、手術（広汎子宮全摘術）です。これは、子宮はもとより、卵巣・卵管、子宮を支える靱帯、リンパ節など骨盤の中を広く切除する手術で、合併症が甚大です。

合併症の中には、術後肺炎、骨盤内膿瘍《のうよう》、腹壁ヘルニア、腸閉塞など、骨盤の手術後（一般的に）見られる合併症と、広汎子宮全摘術に特有な合併症がある。ここでは後者について説明します。

広汎子宮全摘術では、広い範囲のリンパ節を切除するため、リンパ管が分断され、その結果、リンパの流れが滞り、両足がむくむ「リンパ浮腫」になることが多い。程度がひどい場合には、象の足のようになります（象皮病）。リンパ浮腫になると、皮膚・皮下組織の感染症が生じやすく、足が赤く腫れ痛みが生じ、発熱する。その度に抗菌薬を飲むのですが、感染を繰り返す度に、リンパ浮腫も少しずつ悪化します。

リンパ節を切除するときに、神経も必ず傷つけます。リンパ節は神経と密着しているので、神経を傷つけずにリンパ節を切除することは不可能です。その結果、種々の障害が出ますが、最も対処困難なのが排尿困難です。

広汎子宮全摘術では、かならず排尿困難が生じます。程度には個人差があり、自尿可能なまでに回復する人もいるのですが、最悪のケースでは、毎度の排尿時に（尿道にカテーテルという）細い管を入れて排尿する必要に迫られます（自己導尿）。

別の問題はセックスです。子宮を切除するときに、膣上部（子宮に近い部位）を切除するため、膣の奥行きが短くなり、正常なセックスが難しくなるのです。膣に浸潤が認められない1bでそれなので、仮にがんが膣上部にまで浸潤している2期ともなると、膣の切除範囲はさらに広くなります。どこまで切除するかは婦人科医次第で、膣がほとんど切除されて、指が二センチ程度しか入らなくなった患者を診たことがあります。

私の知るかぎり、広汎子宮全摘術を受けて、「人生が変ってしまった」と嘆く女性が圧倒的多数です。しかし、それほどの負担を患者に課しても、治療成績は放射線治療のそれと変らないのです。

そう断言するのは、臨床試験結果があるからです。イタリアで行われた試験で、1b～2a期の患者を二グループに分け、片方に広汎子宮全摘術、他方に放射線（単独）治療を行いました。結果、両者の生存期間や再発率は同じで、合併症は放射線治療のほうが少なかったのです（Lancet 1997;350:535）。

なお2b期以上（つまり3期、4期まで）は、その臨床試験の対象となっていません。これは欧米では、2b期以上のスタンダードは放射線（単独）治療だからです。欧米では3期、4期はもちろん、2b期も手術不能とされています。手術手技自体は実行可能なのですが、がん細胞を取り残してしまうからです。

ところが日本では、2b期でも広汎子宮全摘術を行う婦人科医が圧倒的多数です。しかし、がん細胞は取りきれない。そのため術後に、放射線を骨盤全体に照射することになる。それでようやく放射線（単独）治療と同等程度の再発率や生存期間になるのですが、ただでさえ甚大な手術の合併症は、放射線を併用したことにより、一層ひどいことになります（たとえば、リンパ浮腫の頻度・程度が跳ね上がる）。

1b期でも事情は同じです。前述したイタリアの試験でも、手術群は（取り残しを危惧《きぐ》して）術後に放射線をかけるケースが多かった。結果、術後合併症が放射線（単独）群より多数かつ重大になりました。

要するに子宮頸がんの手術は、術後に放射線を照射して、ようやく放射線（単独）と再発率や生存期間が同じになるわけです。だったら、最初から放射線（単独）治療にすべきです。

イタリアの試験結果が出てから、もう十五年になろうとしています。しかし日本では、いまだに1b期にも2a期にも広汎子宮全摘術がスタンダードとされている。しかも、術後に放射線照射を併用する頻度も高い。——そこまで患者を危険にさらし、現実に数多くの合併症をつくっているのです。

なぜ日本だけが前述のような科学的根拠＝エビデンスを無視し、1b〜2期の子宮頸がんに手術を行っているのでしょうか。しかも患者に手術のみを勧める、というのは犯罪的ですらあります。広汎子宮全摘術を続ける婦人科医たちは、医学的良心をどこかに置き忘れているのではないでしょうか。

本ケースに話を戻すと、癌研の担当医は、組織型が腺がんの中の「villoglandular」タイプであり、子宮を残す治療（円錐切除）ですむ可能性があると言っていました。

「villoglandular」の正式名称は「絨毛《じゅうもう》腺管状乳頭腺がん」で、腺がんの中の特殊タイプです。若い人に多く、比較的予後が良いとされており、通常の腺がんなら子宮全摘になるような進行度でも、子宮を温存できる場合があるといわれています。

しかし実は本ケースでは、仮に癌研で手術が行われた場合、子宮温存はほぼありえなかったのです。以下説明しますが、前提として、本ケースの進行度は1b期です。

癌研では、絨毛腺管状乳頭腺がんだった八人（1b期六人、2b期二人）の治療法について報告しており、それらすべては広汎子宮全摘術です。また報告では、こう述べている。

「絨毛腺管状乳頭腺がんは転移しにくく予後がよいと報告されている。そのため、症例を選べば、子宮全摘術を施行しなくても、円錐切除などの縮小手術が可能であるという意見がある。

しかし、これに反対する意見もある。今回の検討結果から考えても…（中略）…縮小手術は危険であると考えられる」と（日本産科婦人科学会雑誌 1997;49:1115）。

これらから推して本件でも、癌研の担当医は広汎子宮全摘術をするつもりでいたことは間違いないと思われます。では、なぜ円錐切除の可能性に言及したのか、推理してみましょう。

本ケースでは、患者本人は子宮全摘を嫌がっていました。外来でのやり取りから、子宮全摘に同意させようとすると、別の病院に行ってしまう可能性に（担当医は）気づいたことでしょう。それで、子宮温存の可能性を匂わせて入院させ、そのあとおもむろに医者やナースが寄ってたかって説得・脅迫し、広汎子宮全摘術にもっていけばよい、と考えたのだと思われます。

このような、真の意図を秘しての入院勧奨は、どういう臓器のがんでも見られる現象です。一度入院してしまうと、自主退院するには大変なエネルギーがいるし、医者探しを一からやり直すのでは手遅れにならないかと心配になる。それで、たいていの患者は医者の言いなりになって、当初希望しなかった治療を受けさせられることになるのです。患者・家族はよくよく気をつけてください。

子宮頸がん治療法比較の一般論に戻ると、放射線（単独）治療も、種々の合併症がつきものです。一般的には広汎子宮全摘術の合併症より軽度で、ＱＯＬも落ちないのですが、ときに重い合併症が生じることがあります。放射線治療医の技量が未熟な場合に、合併症の危険が大きくなるので、治療を受ける施設の選択には慎重さが必要です。なお子宮頸がんの放射線治療は、抗がん剤を併用する方法（化学放射線療法）が支持を広げつつあります（本当に成績が改善するかは、なお解明すべき点が残る）。

膣狭小化への対策

放射線（単独）治療を受けた場合に盲点となることがあります。膣が狭小化する可能性です。膣に放射線源を送り込むため、膣上部の照射線量が多くなり、その結果、膣上皮に（一種の）炎症が生じ、それが治る過程で線維化し、膣内腔が狭くなってしまうことがあるのです。狭小化が完成すると、指一本入らない状態になりかねない。対策を示しておきます。

対策の基本は、膣拡張器（膣ダイレーター）の使用です（Clin Oncol 1999;11:46）。放射線治療後に（医者やナースが）膣ダイレーターの使用指導をすることは、イギリス、オーストラリア等ではルーチンとなっていますが、日本で行われることは希でしょう。

希であるのは必要性がないからではなく、日本の婦人科医や放射線治療医の多くが（この問題を）認識していないからです。治療後にセックスを再開するつもりがある人はもちろん、そのつもりがなくても、膣が狭小化するのは人間として不自然なので、自ら行動する必要があります。

行動の第一歩は、目の前の婦人科医や放射線治療医に相談することです。最低限、上記論文を読んでもらいましょう。医者の反応が鈍ければ、自分でなんとかする必要があります。その場合、「膣ダイレーター」というキーワードで（インターネットで）検索すると、入手法や使用法を記したページがヒットします（二〇一一年十二月六日アクセス）。表面が滑らかで、ある程度太いものであればよいので、大人のオモチャでも代用できます。

ダイレーターはゼリーをつけて、膣の一番奥まで挿入します。膣の幅（広さ）は個人差があり、細いものだと意味が薄れるので、自分にあった太さのものを選びましょう。使用開始時期に関しては、専門家の間でも意見が分かれますが、放射線治療が終了して一ヵ月以内に始めるというのが圧倒的多数です（治療が終った次の日から始めるという意見もある）。使用頻度は、毎日という意見もあれば、隔日程度という意見もある。使用期間については、一年程度という意見がある一方、生涯という意見もあります。またパートナーと週に数回性交していれば、ダイレーターは不要という意見もありますが、それでは膣狭窄を完全には防げないからダイレーターを使うべきという意見もあります。本ケースに話を戻しましょう。

本件の組織型は扁平上皮がんではなく、腺がんでした。腺がんに関しては「放射線が効きにくい」と公言する婦人科医が少なくないのですが、まったくのデタラメです。欧米では腺がんにも放射線（単独）治療がスタンダードになっています。

ただ患者本人は、今は放射線治療も受けたくないとおっしゃる。この問題を考えておきましょう。

乳がんのように他臓器転移のみが寿命を左右する癌では、がんを完全放置した場合にも、寿命は変りません。

子宮頸がんの場合は、前述のように、初発巣が（局所で）増大して、その影響で（出血や腎不全で）死ぬことがあります。しかしそれは完全放置のケースで、途中で適切な対処（輸血や透析）をすれば、亡くなることはないことも前述しました。けれども、一生透析を続けることになったら、QOLが落ちます。そうだとすると、がん放置は途中で切り上げて、放射線治療を受けるのがベターなのではないか。――人びとは通常、このように考えるはずですし、私もそう考えます。

「放置」の意味は何より時間稼ぎにある

がん放置療法といっても、寿命を延ばすためには、適当な時期に最低限の治療を受けることを前提としています。誰にでも共通する「がん放置」の意味は、時間を稼ぐ点にあります。多少の時間の余裕を得て、その間に、治療を受けるかどうかや、治療法の選択肢を検討する。あるいは、セカンド・オピニオン、サード・オピニオンを得るようにする。第一の目的はそこにある、と心得ましょう。

ただし、本書で紹介しているように、放置してみたら、がんが増大しないことはいくらでもあります。それどころか、がんが縮小し、消失することさえある。そういう場合には、放置を続けるのが得策でしょう。それを続ければ、がんを一生放置することも可能になります。

しかし本ケースの場合、がんは徐々に増大しています。最後に診た時点でも1b期のままでしたが、「増大している」と告げたところ、もう婦人科診察を受けたくないとおっしゃるので、その後の経過は不明です。

そこで考えてみると、同じ1期の子宮頸がんでも、患部が平らな形状のタイプと、患部が盛り上がっている（しばしば盛り上がりの中心に潰瘍をつくる）タイプとに分けられます。

前者は放っておいても大したことにならず、腫瘍が消失してしまうことさえあります。

一方、後者は次第に増大し、子宮頸部からその周りの（子宮を支える）子宮傍結合組織に浸潤し、骨盤壁にも達するほど広がっていく可能性があるタイプです。本ケースの子宮頸がんは盛り上がっており、後者のタイプと診断できます。

しかし、いまのところ患者さんは放射線治療を受ける気がないようです。「がんが大きくなりだしたといっても、すぐに死んでしまうわけではありませんから……」とおっしゃっています。

患者本人の考えや気持ちなどは、それはそれで尊重しなければなりません。厳密に考えれば、いつまでも1bに止まって、子宮周辺に広がっていかない可能性も残ります。また、もし「本物」であれば、治療しても転移が出てきますし、「もどき」であれば、もっと先の時点でも放射線が奏功する可能性が高いといえます。

さらに言うならば、治療を受けずに放置しても、本ケースでは（これまでの経過からみて）すぐに死ぬことはないと予想できます。これに対し本ケースが、仮に広汎子宮全摘術を受けていたら、手術の合併症で既に死亡していた可能性もあります。また放射線治療も、実施法がまずければ、合併症で死亡する可能性が（ごく僅かですが）ある。したがって、生存率は治療を受けた方が高くなるとは（必ずしも）言えないわけです。——それらを考慮して、引き続き経過観察を続けているところです。

3章　乳がん

乳がんを放っておいたらどうなるのでしょうか。私が診てきた、対照的な経過を辿ったお二人を紹介します。最初は、「がんもどき」であることが明白になったケースです。

【ケース1】がんを放置したが、二十年以上変化なし

会社員のB子さんが右の乳房に異常を感じ、大学病院の外科を訪ねたのは一九九〇年、四十六歳のときのことです。ところが、マンモグラフィ（乳房のレントゲン撮影）で異常があったのは左の乳房でした（右乳房は異常なし）。マンモグラフィ上の乳腺に「微小石灰化」（細かな白い砂がパラパラまかれたような像）が写ったのです。

メスで皮膚を切開して石灰化部位（の一部）を切り取る「生検」を受けたB子さんは、病

理検査の結果、「がんの芽がある」といわれ、入院・手術を勧められました。乳房全摘術をするというのです。

B子さんは手術を断り、切らずに治す方法を選ぶことにし、九一年に（知人が紹介した）個人医院に三ヵ月入院。B子さんは多くを語りませんが、民間療法に類したものだったようです。

その頃私は乳房温存療法に関する本を上梓しており、B子さんはそれを読まれて、九二年に私の外来を訪れました。診察では、乳房に（がんを思わせる）しこりや腫瘤は触れず、まったく正常でした。

しかし大学病院からの紹介状には、生検で「非浸潤性乳管がん」と書かれています。別名「乳管内乳がん」といい、（乳管内の上皮細胞から発生した）がん細胞が（乳管の外に出ないで）乳管内部にとどまっているタイプの癌です。「腫瘍内に石灰化を認めます」とも書かれていました。

B子さんは病理標本を（大学病院から）預かってきたので、慶応病院の病理医に再検査を依頼すると、やはり「非浸潤性乳管がん」との返事でした。「かなり広汎に広がっている。（生検での）取り残しの可能性が高い」と記されていました。

もっとも本件では、取り残しは可能性ではなくて、現実です。①生検後のマンモグラフィでも石灰化が三センチの範囲に残っていること、②本件では腫瘍内石灰化が確認されていることから、石灰化部位にがん細胞が残っていることが確実なのです。

非浸潤性乳管がんのケースでは、石灰化がない部位にまで（がん細胞が）乳管内を広がっている特徴があります。それが、前の病院で（がんの広がりを確かめたわけでもないのに）乳房全摘術を勧めた理由です。

さてB子さんの治療ですが、私はこのタイプの癌は「がんもどき」と考えていたこともあり、治療をためらいました。手術を希望すれば、乳房温存の手術をしてくれる外科医を紹介しようと思いましたが、B子さんは「手術を受けたくない」と。

そこで様子を見ることにし、半年に一度受診してもらい、その度にマンモグラフィを撮ることにしたのです。しかし何年経っても、何も起きない。しこりや腫瘤が生じてこないので、乳房の診察は異常なしが続きます。マンモグラフィは何度撮っても、石灰化が広がらない。どこまで行っても、何も生じない。それで診察間隔は一年に一度となり、今では「そろそろ受診を止めたら」と伝えています。慶応の初診時から二十年、最初の病院で診断されてから二十二年になります。

【ケース2】転移は、がん早期発見のずっと前に生じていた！

次に紹介するのは、渡辺容子さん（実名）の経過です。乳房温存療法を受けた後、骨等に臓器転移が出現し、それらを『乳がん 後悔しない治療――よりよく生きるための選択』（径《こみち》書房刊）にまとめておられます。以下では、乳がんを発見し温存療法を受けるまでの経緯を紹介します（お許しを得て御本から抜粋）。

一九九四年の春、購読していた「婦人民主新聞」（現「ふぇみん」）に、近藤医師の「乳房温存療法」の記事が載りました。その記事に自己検診のやり方が書いてあったので、早速試してみたところ、右の乳房になにか触れるものがあったのです。「これはがんかも！」と思い、慶応病院を訪ねました。四十歳のときでした。

慶応病院では検査がすぐにできないので、近藤医師は（慶応の）近所で開業している同級生に超音波（エコー）検査を依頼し、その日のうちに結果を教えてくれました。

直径がたった五ミリだったので、近藤医師は「こんなに小さいの、よく見つけたね」と言い、心配ないが、経過をみて大きくなるようならまた来るようにとおっしゃいました。ちなみに（五十歳以下では）乳房にできたしこりの八割は良性とのことです。

右胸の五ミリのしこりは徐々に大きくなっていきました。大きくなっているのだから、これはがんかもしれないと思いましたが、私は受診しませんでした。一九九五年に父が膀胱がんにかかり、当時でていた近藤医師の本を全部読んで、がんは一般に信じられているように早く切れば治るというものではないということを納得したからです。(近藤注：渡辺さんの父親はその後、別の病気で亡くなられました。渡辺さんによれば、「がんもどき」だったらしいとのこと。)

仕事を休んで一日がかりで病院に行くことが億劫ということもあり、私は六年間、がんを放置していました。しかし最後の一年間は急速にがんが大きくなっていると感じ、二〇〇〇年三月に慶応病院を受診しました。

近藤医師に診てもらったところ、やはりがんで四×四・五センチになっていました。近藤医師は、「前に来たときのことを覚えていますよ。ずいぶんゆっくり大きくなったなあ」とおっしゃいました。腋《わき》の下のリンパ節にも転移が数個あったので、すぐに治療することになりました。

私のがん細胞はいつ誕生したのでしょうか。分かっていることは、①がん細胞は分裂して倍、倍と育つこと、②私の五ミリのがんが四×四・五センチになるまでの時間、③一個のがん細胞の大きさ(約一〇ミクロン＝一ミリの百分の一)です。それらから、がん細胞が誕生した時期を計算できます。近藤医師の本に計算の仕方が書いてあったので、計算してみました。

（近藤注：計算結果では、がん細胞の数が倍になるのに八ヵ月を要している。）

すると一九九四年に五ミリで発見した私のがんが最初に誕生したのは十八年前、私が二十二歳のときということになります。

また二〇〇〇年には、腋の下のリンパ節への転移に気づいたわけですが、これを一センチとして計算すると、原発巣のがんの直径がわずか四〇ミクロン（＝〇・〇四ミリ）の大きさのときに転移していたことになります。

がんといえば「早期発見・早期治療」だと言われていますが、それはがんの成長過程から考えると無理であるようです。

【解説】

スティーブ・ジョブズ氏の勘違い

がん初発巣を放置している（もしくは過去の一時期放置していた）患者に臓器転移が出現してくることがあります。そういう場合、放っておいたから転移した、と考えてしまうのが患者・家族や世間というものです。実例をあげましょう。

アイフォーン（iPhone）、アイパッド（iPad）など独創的な製品を次々生み出したアップル社の創始者スティーブ・ジョブズ氏は、膵《すい》がん（の中でも進行が遅い特殊タイプ）で亡くなりました。

彼は二〇〇三年に膵がんが発見された後、手術を拒み、種々の（いかがわしい？）療法を試したようです。しかし九ヵ月後、検査で膵がんの増大が判明し、手術を受けました。その後、〇八年に肝転移が出現し、一一年に亡くなりました。生前ジョブズ氏は、がんを放置したことを悔いていたといいます。

しかし、天才的なジョブズ氏でも見落としたことがあります。肝転移のような臓器転移は、初発巣が発見されるはるか以前に成立しているという事実です。膵がんばかりでなく、胃がん、肺がん、前立腺がん等あらゆる固形がんで、初発巣が（検査で）発見可能な大きさになる前に、がん細胞が（他の臓器に）転移しているのです。

渡辺さんの乳がん経過を分析してみましょう。

二〇〇〇年に乳房温存療法を受けた渡辺さんには、〇九年に腰痛が出現。検査で、骨、肺、肝臓への転移が見つかりました。幸い、放射線などの治療が奏功し、本書執筆時点でも元気にしておられます（抗がん剤治療は受けていない。抗がん剤の寿命短縮効果については121頁参照）。

それら臓器転移が何時生じたか、計算してみます（計算法は『再発・転移の話をしよう』〈三省堂刊〉参照）。

二〇〇九年に発見された転移のうち最大のものは、腸骨への転移でした（長径が四センチ）。

この病巣が増大するスピードは、初発巣のそれと同じはずです。同一患者で初発巣と転移巣の両方を放置・観察したケースでも、両者の成長速度がほぼ等しいことが示されています（前掲書参照）。

他方で、88頁に示したように、渡辺さんのがん細胞は、倍になるのに八ヵ月を要しています。そこで計算すると、一個のがん細胞が骨に転移したのは、二十四年前（つまり一九八五年）だったという計算結果です。五ミリの初発巣に気づいた年（一九九四年）の九年前です。ただ渡辺さんは経過中（つまり温存療法から臓器転移発見まで）の一時期、ホルモン剤を飲んでいるので、転移がんの増殖が多少とも抑えられた可能性があります（抑えられたとすると、転移時期は一九八五年以前になる）。

いずれにしても、渡辺さんの臓器転移が成立したのは、初発巣に気づいた年（一九九四年）のずっと以前であることは確実です。転移した頃、初発巣の大きさは（最大で）一ミリ程度だったと思われます。――がんの転移とは（一般的に）このように早くに生じるものなのでしょうか。

この点、臓器転移を持つ六十六人の乳がん患者の転移時期を調べた研究では、ほとんどの癌が、初発巣が一ミリ以下であるごく初期に転移しており、転移ピークは（初発巣サイズが）〇・一ミリ付近にありました（転移時期のグラフは前掲書参照）。

このように転移がごく初期に成立している場合、初発巣が発見されたときには、転移巣のがん細胞数は多数になっています。渡辺さんの初発巣を発見した時点では、骨、肺、肝の各転移巣に（最低でも）それぞれ数千～数万のがん細胞があったと推定されます。

なぜ転移はごく初期に生じるのか。最近の研究で、がんは「がん幹細胞」に由来することが分かってきました。まず「がん幹細胞」ができ、それが分裂を重ねて、すべての（その他大勢の）がん細胞を生み出すのです。そして、がん幹細胞が転移能力を持っていた場合、最初から転移可能であるわけです（107頁参照）。

ジョブズ氏の肝転移も、がん幹細胞が転移してできたものであり、初発がんが発生したごく初期に（転移が）成立していたと考えられます。がんを九ヵ月間放っておいたから（その間に）転移したのではないのです。

転移時期は逆算できる

がん細胞の転移時期は、転移巣の成長速度から逆算することもできます。

臓器転移は、近年は発見され次第抗がん剤等で治療されますが、昔は、治療せずに様子を見るのが普通でした。その結果、諸臓器がんからの肺転移を放置・観察した報告が幾つもあります。胸部レントゲン撮影で成長速度を測ることができるので、肺転移の報告が多くなるわけです。

それら報告データを集計して、肺転移巣の直径が倍になる期間（直径倍増時間）を示すと、

●頭頸部がん肺転移　六ヵ月
●大腸がん肺転移　九ヵ月
●腎がん肺転移　六ヵ月
●乳がん肺転移　七ヵ月
●子宮がん肺転移　八ヵ月

となります（Steel GG著『Growth kinetics of tumours』Clarendon Press 1977）。

これらは平均値なので、個々のがんの倍増時間は、それより長いケースも、短いケースもあります。また、がんの組織型もいろいろです。この点同書には「腺がん」の百五十九人に限って調べたグラフが載っています（がん初発臓器はまちまち。肺転移かつ腺がんのケースをまとめている）。

そのグラフから人数を読みとると、直径倍増時間が一ヵ月未満の者はおらず、一ヵ月〜二ヵ月も十人前後と少数です。全体の八割は倍増時間が五ヵ月かそれ以上で、最頻値は八ヵ月付近にあります。倍増時間が四年を超えるケースも数件ありました。

私の経験も、以上の事実を裏づけています。私の外来では、肺、肝、骨の転移を発見しても、

QOLを落とす症状がなければ、原則として様子を見ます。私の患者には、転移はじたばたしても仕方がないと考える人が多いのです（なおこれら転移患者のうち、過去に初発がんを治療していたケースは、本書タイトル中の人数には入れていない）。

すると私の患者でも、臓器転移の成長速度はまちまちでした。倍増時間が三ヵ月以内のものは少なく、大部分の倍増時間は六ヵ月以上で、年余に及ぶケースもありました。がん転移といえども、徐々に大きくなるのが一般的なのです。

さて、直径倍増時間が分かると、転移した時期が逆算できます。転移巣の大きさを一センチと仮定すると、直径倍増時間を十倍すればいいのです。たとえば、倍増時間が六ヵ月であれば、転移成立時期は六十ヵ月（五年）前となります。私が診てきた患者たちでは、がん転移時期を計算してみると、その全てが、初発巣が発見されるはるか以前に転移していました。

これをジョブズ氏についてみると、がんの直径倍増時間は明らかにされていません。しかし、膵がんの中でも（成長速度が遅い）特殊なタイプであったので、倍増時間が六ヵ月ということはなく、最低でも一年程度はあったと思われます。するとジョブズ氏の肝転移は（発見時の）十年前、一九九八年に成立していたことになります（膵がん発見の五年前）。――ジョブズ氏が、がんを放置したことを後悔する必要は毛頭なかったわけです。

転移に関してジョブズ氏でさえ勘違いしたという事実は重要です。がんは恐い、がんを放っておくと危ない、という社会通念は、転移時期に関する誤解によって生み出された面があるからです。そして、その誤解を解くためには、がんを放置した場合のデータを積み重ねて計算する必要があるわけです。医者たちが治療を急ぐのは、この誤解が解けることを恐れるからではないか、という視点を持つことが大切です。

がんの成長速度

次に、がん初発巣の成長速度について検討しましょう。

まず渡辺さんの乳がんについてみると、転移がある「本物のがん」です。ただ、一個のがん細胞（がん幹細胞）が誕生してから初発巣が発見されるまで十八年かかっています。――多くの読者が抱いているイメージは、がんは成長が速いというものでしょう。がんの誕生が二十年近く前というのは、特殊なケースなのでしょうか。

乳がん初発巣の成長速度については、臨床統計があります。しばらく放置されたケースを全国アンケートした結果があるのです（日本癌治療学会誌 1981;16:591）。各ケースが放置された具体的理由については記載がないのですが、これらの多くは（初診時に）乳がんと診断されず（に放置されていたため）成長速度が計算できたものでしょう。

報告では二百三十二人の乳がん患者について、がん細胞の数が倍になる時間が示されていま

す。これを、初発巣の直径倍増時間に直すと、

●三ヵ月以内　　三十五人
●三ヵ月〜一年　九十人
●一〜四年　　　六十九人
●四〜三十二年　二十人
●時間無限大　　十八人

となります。

時間無限大というのは、放っておいても大きくならなかったということです。それが一割近くもあることや、倍になるのに四年以上もかかるケースが少なくないことに驚かれるでしょう。

渡辺さんでは、がん直径倍増時間は二十四ヵ月（二年）です。このアンケート調査からすると、渡辺さんの癌は、成長速度が速くもなく、遅くもないといえます。

念のためいうと、五ミリの腫瘍が一センチになるのと、二センチの腫瘍が四センチになるのとでは、直径倍増時間は同じです。ただ前者では（患者本人は）がんが大きくなったことに気づきにくいのですが、後者では、急に増大したように思うものです。渡辺さんの「最後の一年間は急速にがんが大きくなっていると感じ」という言葉はそれを意味しているでしょう。

非浸潤がんは転移しない

アンケート調査に戻ると、本章冒頭の（B子さんの）ように腫瘤を触知しないケースは含まれていません。初発巣が腫瘤をつくらないと、大きさが測れないからです。また、この報告は三十年以上前のケースを集めていますが、近年、がん初発巣が（より）小さい時期に発見される傾向があります。そこで、近時私が経験したところをお話ししましょう。

私は乳房温存療法を唱導したこともあり、一時期、日本の乳がん患者の約一％を診ていました。その中には、治療をせずに様子を見たいという人が混ざっており、希望に従い無治療で経過を観察した患者は（これまで）七十人以上に上ります。

経過観察した結果は、おおむね前述のアンケート調査と同じで、大きくなる癌が大部分ですが、倍増時間無限大の（大きくならない）がんも何件もありました。また大きくなる場合にも、成長速度は一般にゆっくりで、三センチの腫瘤が一年かけて一〜三ミリ大きくなる、という程度のものが大部分です。倍増時間が三ヵ月以内という（成長速度が速い）がんは（アンケート調査のように一五％もおらず）一件だけでした。

アンケート調査には記されていない現象も経験しました。全体から見れば少数ですが、放置しているうちに縮小するケースや、消失するケースがあったのです。アンケート調査にないのは、おそらく、腫瘤があっても誤って（がんと）診断されなかったとすれば、縮小・消失してしまうと（乳がんとの）診断が（最後まで）つかずに終るからでしょう。

がんの縮小・消失は、浸潤がんでも非浸潤がん（乳管内がん）でも見られました。が、浸潤がんが縮小・消失することは少なく、非浸潤がんによく見られる傾向があります。

特筆すべきは、B子さんのような（しこりや腫瘤をつくらないタイプの）非浸潤がんです。そういうケースを何人も診ているのですが、大きくなるケースはありませんでした。微細な石灰化があるケースが全部ですが、他臓器転移が生じないことは当然として、石灰化の数や範囲にも変化が見られなかったのです。

非浸潤がんの中には、しこりをつくるタイプのものもあります（「しこり」と表現するのは、浸潤がんに多く見られるビー玉のようなグリッとした腫瘤と区別するためです）。触診すると、正常乳腺部と区別できる、大小ふぞろいなツブツブの集まりを数センチ程度の広がりとして触れるのです。そういう「しこり」ケースを放置していると、大きさが不変の場合も、縮小・消失する場合もありますが、増大するケースもあります。

B子さんのような非浸潤がんは「がんもどき」の典型で、非浸潤がんケース全部が「もどき」です。縮小・消失するものはもちろんですが、増大するものも「もどき」といえます。放置していても転移が出現しないのが事実的根拠ですが、原理的根拠もあります。

原理的というのは、がんは遺伝子の病気だからです。最初に発生したがん幹細胞（107頁参照）の遺伝子が転移する能力を持っていない場合、その子孫のがん細胞も同じ遺伝子を受け継いでいるので、いつまでも転移する能力を獲得できないのです。

実際にも、転移する前提として、がん細胞が乳管の外に出ること（浸潤）が必要です。しかし非浸潤がんは、乳管の外に出るための浸潤能力がなく、それで乳管内にとどまっているのです。浸潤できなければ、転移できないことは当然で、非浸潤がんは生来的「がんもどき」といえます。

このように非浸潤がんは転移できないのですから、「がん」という名称は廃止すべきです。そう主張する者は私以外にもおり、乳房温存療法の先駆者であるイタリア人外科医が「非浸潤がん」という名称を廃し、「良性病変」を意味する病名に変更すべきだと呼びかけているのが一例です（Lancet 2005;365:1727）。

では、浸潤がんは「本物のがん」なのか。渡辺さんの乳がんは転移があるので「本物」ですが、浸潤がんの「もどき」も多数あります。発見されることの多い（触診で）二〜四センチ程度の乳がんでは、臓器転移がないものが大部分を占め、それらは「もどき」であるわけです。

浸潤がんのどれが「もどき」か「本物」か、事前に見分けられるでしょうか。

放置して縮小・消失したら、それは「もどき」でしょう。しかし、逆に増大する癌の中にも「もどき」はたくさんあります。ただ、がん直径倍増時間が三ヵ月以内というような、成長速度が極めて速いものは、その多くが「本物」であるはずです。前述した、私が診た倍増時間が三ヵ月以内だったケースも転移がありました。

乳がん放置患者のその後

乳がん初発巣を放置して様子を見た患者はその後どうしているのか。

様子を見ているうちに（がんが）縮小していく場合には、特別なことは何もする必要がありません。それでも患者は心配なのか、外来に通い続けるのが通例です。しかし、がん病巣が検査で発見できない段階まで行くと（消失）、やがて通ってこなくなります。

大きさが不変であれば、やはり通い続けられます。不変の場合には、「もどき」の可能性がほぼ一〇〇％ですが、それでも「癌」という名称がついているため、患者は相当不安になるようです。

最も多いケースは増大です。乳がん初発巣の成長速度は（前述のように）一般に思われているよりずっと遅いのですが、たとえ一ミリでも増大すると、大きな不安をかかえます。私が「この成長速度からみて、まず間違いなく、がんもどきでしょう」と言っても安心できない。半年に一度のペースで通い続けられます。

これは、乳房温存療法を受けた患者たちと好対照をなします。治療を受けた場合には、一〜

二年で受診を止める人が少なくないのです。

この違いの原因は、治療を受けたという安心感にあるでしょう。これに対し放置患者では、胸にしこりや腫瘤が残っており、それを指で簡単に再確認してしまうことも（違いを生みだす上で）大きいはずです。日々の着替えや入浴に際し、がん初発巣の存在を否応なく意識させられることは、心理的に大きな負担です。

私は、乳がんを放置してみるという診療方式を始めたとき、この心理的負担を軽視していました。乳がん初発巣が仮に大きくなっても、それで死ぬことはないのだから、乳房に治療を加えないことがベターないしベストと単純に考えていたのです。が、放置患者がいつまでも外来に通い続けることが分かり、少し考えを変えました。

初発巣が増大する患者には、「いつまでも患者であることを止められないから、そろそろ治療しましょうか」「温存療法は可能です」などと水を向けてみることにしたのです。結果、治療を受けることにした患者が大部分です。しかし、治療は受けないと、きっぱり決めている方も何人もおられます。

このように乳がん（や前立腺がん等）では、心理対策として（肉体に加える）治療がありうるのだと考えています。がんが「本物」と「もどき」に分かれる関係で、手術や放射線には寿命を延ばす力はない。けれども、治療しないままだと、心理的に苦しむ人たちが確実に存在するのです。がんは恐いという社会通念のなせる業です。

寿命延長効果はないけれども、治療したほうがよいと思われる別の場合があります。初発巣が増大して皮膚を破って出てきたケースです。そういう場合のほとんどで、体のどこかに転移が潜んでいます。したがって、手術や放射線で治療しても、延命効果はない。しかし放置しておくと、皮膚から顔を出したがん病巣が崩れて潰瘍をつくり、出血し、ウミが出て悪臭がしたりするので、日常生活は相当不便になります。この場合には、他に転移があっても、QOLを回復する目的での手術に一定の意義を認めるでしょう。ただし、がんが皮膚を破って顔を出してきても手術を受けない方も数人おられます。転移がどこかにあるはずだから、と腹をくくられているようです。

マンモグラフィを受けてはいけない

最後に、B子さんのようなマンモグラフィ発見がんについて検討しておきましょう。

近年マンモグラフィ検診が盛んになり、多くの乳がんが見つかっています。組織型は非浸潤がんが多いのですが、浸潤がんもあります。が、どちらにしても、しこりや腫瘤がなくて、マンモグラフィでしか見つからなかった癌は「もどき」です。

ところが、非浸潤がんは乳管内を広がる関係で、治療となると乳房を全摘されてしまうことが非常に多い。B子さんも、最初の大学病院では、乳房全摘術を勧められています。そして、もしB子さんが乳房全摘術を受けていたら、放置・観察した場合のように「もどき」であることを証明できなかった。

外科医たちが（B子さんのようなケースで）乳房全摘術を推し進めるのは、「もどき」であることが露見するのを恐れる気持ちがあるからでしょう。もどきであれば、転移がないことは当然ですが、術後に再発・転移がないことを、あたかも手術の手柄のように喧伝《けんでん》し、以後の患者に全摘術を勧めるという悪循環があるのです。

マンモグラフィ発見がんは五十歳以下の女性に多いことも問題です。多くの若い女性が、「もどき」であるのに乳房を全摘されて泣いています。マンモグラフィ検診さえ受けなければ、そういう目に遭うことはなかったのに。

二〇〇九年十一月、米国政府の予防医学作業部会は「マンモグラフィによる乳がん検診は四十代の女性には勧められない」と勧告しました。がんを検出する精度が低く、誤った診断で不必要な組織検査を受けさせられるなどデメリットが多いことが理由です（二〇〇九年十一月十七日付「朝日新聞」）。

一歩前進ですが、足りません。臨床試験では、乳がん死亡を減らす効果も、寿命を延ばす効果も認められていないからです（『患者よ、がんと闘うな』参照）。マンモグラフィ検診中止は、死亡減少効果がないことを理由とすべきです。

ただ四十代女性に限ってであれ、米国政府機関がマンモグラフィ検診を勧められないと公表した事実は重い。乳がん罹患率が（米国より）低い日本では、一層勧められないことになるからです。ところが日本の検診関係者はこの勧告を無視し、相変わらずマンモグラフィ検診にいそしんでいる。そして、有名芸能人、企業、一般人らを巻き込んで「ピンクリボン運動」なるものまで推進しています。

しかし、マンモグラフィ検診でしか発見できないものは「もどき」なのです。したがって、乳房を全摘された女性は、ピンクリボン運動の被害者です。そんな罪つくりな運動にかかわることも推進することも止めるべきです。

近年私は、マンモグラフィ発見がんで非浸潤がんと診断がついている人には次のようにアドバイスしています。

「乳がんと診断されたことを忘れて生活しなさい」

「これまで受けた検診、生検、病理診断、外科医に言われたことはなかったことにしなさい」

「もう二度とマンモグラフィは受けないこと」

「石灰化がいつまでも残るので、受ければ同じことの繰り返しになりますよ」と。

ポリープがん化説と多段階発がん説

以下では、がん発生に関する理論的事項を説明します。諸臓器のがんに関連する重要なテーマですが、難しいと思われる方は後回しにしてください。まず、がん細胞の誕生や進行に関する「多段階発がん説」から説明します。

「がんと診断されてすぐに手術や抗がん剤治療などを受けたのに、助からなかった」と悔やむがん患者・家族はあまりにも多いのですが、それには、「早期発見・早期治療は正しい」とする「がん一元論」が広まっていることが関係しています。

すなわち、早期がんを放っておくと周囲の組織へがんが浸潤し、他の臓器へ転移する進行がんとなり、さらに末期がんとなって死に直面する、という考えがあるのです。いわゆる「多段階発がん説」で、これによれば、早期発見・早期治療が正しいことになります。

さて、私たちの体は六十兆個の細胞からつくられていて、一個の細胞には二万個を超える遺伝子が存在しています。がん細胞は（そのうちの）複数のがん関連遺伝子が変異して発生します。

このとき、一定の順序に従った遺伝子変異の積み重ねによって、がん細胞の悪性化が段階的に推し進められ、早期がんから進行がん、末期がんへと進行する、というのが「多段階発がん説」です。

大腸内壁の粘膜に発生する大腸がんを例にとってみましょう。大腸は「多段階発がん説」が誕生した舞台だからです。

「多段階発がん説」では、まず粘膜から大腸の内腔＝内側へ向かってキノコ状の腫瘍性ポリープ（隆起性病変）が発育。その後、ある一定の順番に従ってがん細胞の遺伝子変異が積み重なると、今度は一転し、粘膜より外側＝大腸の粘膜下層、さらには筋層へと浸潤します。さらに遺伝子変異を積み重ね、大腸の周囲組織へ浸潤し、他臓器へ転移するとされています。これを「ポリープがん化説」ともいいます。

しかし、大腸という管の内側へ向かって突き出てきた腫瘍性ポリープが、あるとき一転し大腸の外側へ向かって浸潤していくというのですが、大腸内視鏡検査などで、その中間段階と思われる病変をなかなか見つけることができません。

通常、病院では昼間の診療時間に大腸内視鏡検査を行っているため、「ポリープがん化説」に批判的な研究者の間では、「大腸がんのがん化というのは、夜にしか起こらないのでは……そんなバカな、ハッハッハッ」と揶揄《やゆ》されている始末なのです。

この点私は「多段階発がん説」と異なり、がんは発生当初から他臓器へ転移する「本物のがん」と、他臓器へ転移しない「がんもどき」の、性質が異なる二種類のがんがある、という「がん二元論」が正当と考えています。

「本物のがん」は他臓器転移を引き起こすためのがん関連遺伝子に変異が生じたがんであり、「がんもどき」は他臓器転移を起こすがん関連遺伝子に変異が認められないがんです。

転移を可能とする遺伝子変異の有無は、がん細胞の発生時に決定されており、発生後に変わることはない、というのが、この考え方の根幹です。

じつは、一九七〇〜八〇年代に「大腸ポリープがん化説」の誤りが日本人研究者によって指摘されています。平坦な大腸粘膜に（正常な粘膜と区別し難い）早期がんが発生、時を置かずに進行がんへ進展する、という事実が明らかにされたのです。

平坦・陥凹《かんおう》型早期がん（デノボがん）と呼ばれるもので、この発見により状況は一変しました。いまや進行大腸がんのほとんどは、このデノボがんから生まれるとの説が優勢になっているのです。

もちろん、デノボがんにも「本物のがん」と「がんもどき」の二つが存在します。「本物のがん」であれば、早期発見・早期治療に努めても救命につながるわけではありません。

重要なのは「ポリープがん化説」が、どの固形がんであっても早期に発見して治療を行わないと（他臓器への転移能力を獲得して）進行がんに進展するという「多段階発がん説」の重要な理論的支柱となってきたことです。たとえば乳がんで、非浸潤がんを放置しておくと、浸潤がんに進展して転移する、というのが一例です。しかし、「ポリープがん化説」が崩れた今、

「多段階発がん説」はもちろん、すべての癌の「早期発見・早期治療」の根拠も消失しているのです。

そして「がん幹細胞」が登場しました。それについては以下で説明しますが、銘記しておいてほしいのは、歴史的にみて、がん幹細胞の発見が「多段階発がん説」を覆したのではなく、がん幹細胞の発見以前に、他の種々の根拠から「多段階発がん説」が崩れていたという事実です。

がん幹細胞

さて、がん細胞は正常細胞の遺伝子変異の積み重ねにより発生し、それが分裂・増殖することで、一塊のがん＝悪性腫瘍をつくります。そのため、従来は悪性腫瘍を構成する数億、数十億のがん細胞は、どれも同じ性質のものと考えられてきました。

しかし、がん細胞にはいくつかの性質の異なった複数のものがあり、がん＝悪性腫瘍をつくり出す大本のがん細胞の存在が明らかにされたのです。それが「がん幹細胞」です。

一個のがん幹細胞が発生すると、そのがん幹細胞の分裂・増殖によって、それと同じがん幹細胞と、分裂・増殖の激しい前駆（がん）細胞とがつくられます。さらに前駆細胞から分化（がん）細胞がつくられます。

一塊の悪性腫瘍を形成するがん細胞の大半は、前駆細胞や分化細胞であり、がん幹細胞はほんの一部でしかありません。しかし、がん幹細胞ががんをつくる大本の細胞なのです。

重要なのはがん幹細胞も前駆細胞も分化細胞も、正常細胞から発生した一個のがん幹細胞から分裂・増殖してつくられることです。したがって、これらの細胞は原則的に、すべて同じ変異遺伝子を持っているわけです。

では、他臓器へ転移し命を奪う「本物のがん」と、他臓器へ転移しない「がんもどき」の違いはどの時点で生まれるのでしょうか。

それは最初の一個のがん幹細胞が発生したそのときです。つまり、他臓器へ転移する遺伝子変異が生じたがん幹細胞は「本物」を形成し、他臓器へ転移する遺伝子変異が認められないがん幹細胞は「もどき」をつくるのです。

ちなみに転移巣が発見されたのに、いくら探しても初発病巣（原発巣ともいう）の臓器が分からない「原発不明がん」といわれるがんがあります。

ドリフターズのいかりや長介さんの命を奪ったがんです。首の頸部リンパ節が腫れて（生検による組織診で）がんの転移巣と診断されたのに、最後まで初発巣を突き止められず、もともとどこの臓器に生じたがんだったのか、最後まで不明でした。

この原発不明がんは、「多段階発がん説」では説明できませんが、「がん幹細胞」によればきれいに説明できます。

　ある臓器に発生したがん幹細胞が発生直後に分裂・転移し、転移した部位でがん幹細胞から前駆細胞や分化細胞が分裂・増殖して、転移巣を形成したものと考えられるからです。他方で、初発巣のがん幹細胞は（未知の理由によって）なかなか分裂・増殖せず、発見できる大きさにならないと考えられます。

　がん幹細胞の存在が最初に明らかにされたのは一九九七年のことです。カナダ・トロント大学のジョン・ディック教授によって、白血病細胞の中から発見されました。その後、乳がんや脳腫瘍、食道がん、肝臓がん、大腸がんなどのがん幹細胞が見つかっています。

　繰り返しになりますが、「本物のがん」と「がんもどき」は正常幹細胞からがん幹細胞が発生するその時点で、決定づけられています。がん細胞の発生後に、おもむろに遺伝子変異が積み重なって悪性度が高まり、がんが周囲の組織へ浸潤し、さらに他臓器へ転移するようになるという「多段階発がん説」は誤りです。そのことはがん幹細胞の発見という事実によっても裏づけられたのです。

4章　肺がん

【ケース1】「二つもがんがあるのか、ダメかなぁ」

最初に紹介するのは、ＰＳＡ検査で発見された前立腺がんを放置して経過を見ているうちに、肺がんが発見されたケースです（前立腺がんの経過は1章41頁）。

前立腺がんを発見されたのと同じ病院の血管外科で、右足の静脈瘤の手術を受けた際、血栓が肺に飛んでいないか、その有無を確かめるためにＣＴを撮ったら、「肺がん」といわれたのです。二〇〇六年九月のことです。

肺がんは左の上葉に存在し、腺がんだそうです。レントゲンでは写らない。肺の生検は行っていません。ＣＴだけですが、初発の肺がんと診断されました。

肺がんと言われたときもショックでした。二つもがんがあるのか……と。ダメかなぁ、と思いました。前立腺がんのときはいろいろな関連の本を買って読みましたが、肺がんが発見されたときはもうごちゃごちゃ考えるのもなんだなぁ、と思って読まなくなった。気にしなくなりました。

その病院の呼吸器科では、「早く手術を受けなさい、肺は二つあるから一つで大丈夫です」と勧められた。そんな言い方だから、信用できませんでした。「胸腔鏡で手術をしますから」と言われたのですが、それでも肉体的なダメージは大きい。

それでまた肺がんについても近藤先生のところに相談に行きました。翌年の一月、前立腺がんの定期診察のときに、肺がんについて尋ねたのです。

僕も最初は、肺がんは、前立腺がんが肺に転移したものなのかな、と思ったのですが……。「いや、これは違います」と近藤先生からいわれました。肺がんが発見されてから三年後、CTを撮ったのですが、「これは初発性の肺がんだ」といわれた。

近藤先生のところには、半年に一回のペースで受診しています。そのつどPSAを測定しています。肺がんのほうは年に一回、レントゲンを撮っています。

二〇〇九年に再びCTを撮ったのですが、〇六年のときのCT画像とそんなに変わらない、というような報告が記されていました。報告書では「肺がんの疑いあり」となっていました。

前の病院や近藤先生は、「これは肺がんだ」と言ったのです。この差はなんなのか、と思いました。

手術を受けたら体力は落ちてくるから……。歳で年々落ちているのに、そのうえ手術で体力が落ちたら大変です。私はがん患者としても恵まれていますね。運がよかったです。

現在、肺活量は約五五〇〇cc。週に一回、近くの区民プールで一〇〇〇メートル泳いでいます。それができるのも肺がんの手術を拒否し、無治療のまま様子を見ているからです。

【解説】

胸部CTでのみ発見されるがんは「もどき」

ポイントは、肺がん陰影が胸部CT検査で発見され、そのCT画像がボヤッとした「すりガラス状の陰影（直径約三〇ミリ）」として写し出されたことです。これに対し通常の肺がんは、周囲の健常肺と明瞭に区別された白い塊として写し出されます。

すりガラス状陰影の肺がんは、近年の肺がん治療で大きなトピックスのひとつです。胸部レントゲン検査で見つけることができず、CT検査でのみ発見される特殊な肺がんだからです。

肺がんは、二酸化炭素と酸素のガス交換を行う肺胞や、空気の通り道である気管支の細胞ががん化して生じます。そして通常、がん細胞はひとつの塊として（いわば肺胞を押しのけて）

増大するため、直径一〇ミリ以上のサイズになると胸部レントゲン撮影でも見つかります。しかし本ケースのように、CT画像上にのみ、それもすりガラス状陰影としてしか写らないのは、なぜなのでしょうか。

それは、がんがひとつの塊として増大するのではなく、肺胞の壁に沿って増大していくだけなので、肺胞の中に残った空気が画像をボヤッとさせるからです（なお肺胞の構造を理解するには、蜂の巣をイメージするとよい。蜂の巣の一区画が肺胞に相当し、各肺胞は気管支につながっているので、ブドウの枝になったブドウの実のようにも見える）。

このように（ひとつの塊として増大しないため）胸部レントゲン撮影で発見されない肺がんは、所詮、人間の命を奪う強いパワーを持ちません。がんが人の命を奪うには、正常組織を押しのけるパワーが必要です。がん細胞が塊をつくり、それが増大することで正常組織を押しのけ、臓器の機能を低下させて、命を奪うのです。

ところがCT上ですりガラス状にしか見えない癌は、肺胞の壁に沿ってのみ成長する、いわば正常な肺組織に寄生した細胞です。肺内でのみ成長でき、他臓器には転移することができない癌です。

すりガラス状陰影の肺がんの多くは、何らかの炎症反応ないし（肺胞の）慢性反応であり、仮に生検で「腺がん」と診断されても、転移する力がないと考えられます。いわば生来的「がんもどき」です。

実際にも、すりガラス状陰影の肺がんが転移し亡くなった患者はいないようです。「ニューイングランド・ジャーナル・オブ・メディスン」をはじめとする国際的医学専門誌に当たって調べても、転移・死亡したケースを見つけることはできませんでした。

そして、すりガラス状陰影の肺がんは、成長速度も極めて遅い。たとえば本ケースでは、最初三〇ミリの大きさだったのが、三年後のCTで三二ミリです。私は本ケース以外にも、四〇ミリを超えるすりガラス状陰影が、二年たって数ミリだけ大きくなったケースを経過観察中です。どちらのケースも、肺がんの症状は一切出ておらず、健康そのものといえます。

このように、すりガラス状陰影の場合は、組織型が腺がんであっても、「もどき」なので、治療を受けないことが正解です。「がん」と言われて心配な人も、三〜六ヵ月程度様子をみて、改めてCTを撮って、大きくならないことを確かめるのが一法です。それを繰り返しているうちに腹も据わるでしょう。

もっとも、CTは放射線検査のなかでも線量が多く、被曝《ひばく》による発がんの危険があります。それを避けるには、胸部レントゲン撮影で様子を見るとよい。胸部レントゲンによる被曝線量はCTのそれの数百分の一なので、CTに比べたら許容範囲内です。胸部レントゲンで写らないことを確認すればそれでよしとし、どうしても心配なら数年に一度CTを撮って、大きさを確認すれば十分でしょう。

以上とは異なり、塊をつくる肺がんは、CTを撮らなくても、胸部レントゲン撮影で写ります。直径が一センチ程度になれば、白い陰影がレントゲン写真に写ってきます。

ただし、すりガラス状陰影と異なるのは、白い腫瘤状陰影のすべてが癌ではないことです。直径が一センチ以上あっても、病理検査で「良性」と診断されるものが少なくないのです。これに対し統計では、一センチを超えるすりガラス状陰影は、ほぼその全てが「腺がん」です（だから本ケースのように三センチもあれば、CTだけで癌と診断してよい）。

肺の検査にはご用心

さて白い腫瘤状陰影の場合は、がんなら陰影の周辺がすこしギザギザである等の特徴があるので、なるべくCT等の画像検査で（良性か癌かを）区別しようと努めます。が、それには限界があって、手術してみたら「良性」だったというケースが続出します。

そこで手術前に、何らかの方法で病変の組織を採取し、病理検査で「がん」と確認しようとします。この点、喀痰《かくたん》の「細胞診」で判明すれば簡単ですが、「がん細胞陰性」の報告を得ても、実際には「がん」であることが数限りなくある。それで、危ない検査を行います。

真っ先に行われるのは「気管支鏡生検」でしょう。気管を通して内視鏡を入れ、ワイヤーを延ばして病変に命中させて組織を採取するのです。が、想像されるように、命中しないことも多いし、気管支を傷つけるため大出血も少なくない。

気管支鏡でがん細胞が出ない場合には、「CTガイド下生検」の出番になります。これはCTで病変を観察しながら、胸壁から長い針を刺して(病変に)命中させ、組織を採取する方法です。針先の向きをCTで案内することから「ガイド下」と呼ばれています。

CTガイド下生検は、針が命中すれば、取れる組織の量も多く、診断確実性の高い検査です。しかし、危険性も大きい。私はこれまでCTガイド下生検の(死亡事例の)鑑定意見書を二件書きました。いずれも被告病院が責任を認めず、裁判で争っている事件ですが、私のみるところ、どちらの事例も被告病院に落ち度があります。

視点を変えてみると、医療事故の数は多くても、裁判になるのはそのごく一部です。CTガイド下生検のように、検査室から生きて戻ってくるのが当然である場合には、死亡ケースの多くは病院側が非を認め(裁判にならずに)示談で終っていることでしょう。とすると私が鑑定した二件の背後には、表沙汰にならない相当数の死亡事例があると思われます。

さて、CTガイド下生検でも「がん」と診断できなかったときはどうするか。

それまでしたのは「がん」の可能性が高い(と医者が思っている)ときなので、医者のほうはあきらめない。「しばらく様子をみましょう」と言われるか、それとも「やはり手術して確かめよう」と言われるか、どちらかであるはずです。後者の場合、手術して「良性」とわかったら、医者から「おめでとう、良性でした」と言ってはもらえる。しかし痛い思いをして肺の一部を切り取られ、それで目出度いのかどうか、患者・家族は複雑な気持ちになるはずです。

CTや胸部レントゲンで肺に陰があるとなると、これほど大変なことになるわけです。検診を受けられている方々は、このことをご存知なのかどうか。しかも、発見されて切除された「癌」も、「本物」か「もどき」のどちらかなのです。「本物」であれば既に転移があるため手術は徒労で、「もどき」であれば放っておいても命取りにならないため手術は無意味。結局、検診は受けないのが平和に長生きするコツなのです。

【ケース2】「がんが全身に回っている」と言われても放置

次に紹介するのは、健診を受けて肺がんが発見されたけれども、最初から転移があったケースです（診断時六十四歳）。

二〇〇八年二月に健診を受け、喘息《ぜんそく》を疑われてCTを撮ったのです。その結果、担当医は「がんの疑いがある」とおっしゃり、すぐにその場で国立がんセンターに電話して、「すぐに行ってくれ」と言われた。五月だったと思います。

頭が真っ白になりました。本人に直接、がんだからというのにも驚いた。

喀痰検査や心臓機能検査、肺機能検査などをいろいろと受け、胸部や腹部のCT検査を（造影剤を入れて）行ったのです。そしたら「やはりおかしい」ということで、喉に麻酔をかけて行う気管支鏡検査を受けた。細胞の一部をとったところ、「これはがんに間違いはない」と。

病名は「浸潤性腺がん」と言われたのです。初発は右肺で、直径三センチくらいだったと思います。4期といわれました。リンパ節に転移していると、もう全身に回ってしまっているからといわれた。

すでに全身に回っていて、「手術はできない、抗がん剤か放射線で治療するしかない」といわれたのです。

そんなことを会社に戻って話したら、同僚のお父さんがちょうどがんで亡くなったらしいのです。七十歳は過ぎていて、最期は自宅にいた。そのときの医者が近藤誠先生だったのです。「この本を読んでみたら」といわれて読んでみたら、どうも放射線や抗がん剤をやるよりは長生きするのではないか、と思ったのです。

それで近藤先生のところにすぐ行って、診てもらえないかと頼んだところ、「この状態だと手術はできないし、放射線をかけると命がますます短くなってしまう可能性があるから」

といわれた。それで近藤先生に賭けてみようと思い通院するようになったのです。

最初、慶応の放射線治療科を受診したとき、質問票があるのですが、その質問票の説明文を読んで、なにも治療しないことがわかった。「基本的に私は治療をしません」と書いてあるのでびっくりした。

近藤先生への通院は一ヵ月に一回。「何かあったら、いつでも来てください」といわれた。何かとは痛みが増したとか……。そのときはまだ骨への転移はなかったのです。

いままで近藤先生のところで放射線治療を受けたのは二回しかない。まだ、この程度だったら、もう少し耐えてもらったほうがよい。先生がそう言っているのではないですが……。放射線治療にしろCTにしろ、患者に害がありますから。だからかもしれませんが、結構、ぎりぎりまで待って検査をして、放射線治療を行うという感じですね。ほとんど放ったらかし、という感じです。ちょっと語弊がありますけど……。

二〇〇九年十二月に右胸の痛みが出てきたときは、肋骨《ろっこつ》に転移があった。それで肋骨に放射線を十回、計二〇グレイ（Gy）あてた。それは非常によく効いた（近藤注：グレイとは放射線治療の線量単位で、一回二グレイ照射することが多い）。

最近、肺のところもひどくなったので、三〇グレイをあてた。そちらは全然効かなかった。骨には効いたけれど、肺には全然効かなかった。

二〇〇八年に肺がんが発見されてから、今年（二〇一一年）で丸三年です。三年だと生きている確率は一〇％です、と近藤先生からいわれた。あの調子で抗がん剤や放射線治療を受けていたら、半年で死んでいるでしょう、といわれた。

でも、半年だ、一年だ、一〇％だというのも信じられなくて……。最初、近藤先生からいわれたのは、一年生きられる確率は五〇％だということです。「二年生きられるのは二〇％の確率で、三年を超えて生きられるのは一〇％の確率」だと。「だから長期生存の記録をつくってください」と励まされました。

近藤先生は、患者からすると、必要以外のことは喋らない。ただ、顔の表情を読まれてしまいます。「今日はニコニコしているから大丈夫なんだろう」とか「いやに辛そうな顔しているけれど、どうしたんだい」とか。

だいたいのんびりした性格だから、肺がんの本当の怖さというのはわかっていないのかもしれない。でも、こんなものに負けてなるものか、という意識はありますね。一方、ときに気持ちが悪くなって目を覚まし、眠ろうとしても眠れないという苦しさの中で、みんな、こんな状況で死んでいくのかなぁとも思いました。

国立がんセンターの先生から、「タバコは吸っていますか」と問われ、「吸っています」と答えたら、「やめなさい」といわれた。診察のたびに同じことをいわれ、「吸っています」と答えていたら、「タバコを吸うのでしたら、私は診ません、ここへ来ないでくれ」といわれたことがありました。

近藤先生からもタバコのことを聞かれたので正直に「吸っています」と答えた。「しょうがないなぁ。それも一つの方法だから」と諦めてくれたようですが……。

タバコが悪いのは当然ですよね。肺に煙が入っていくのだから、よいはずがない。私も呼吸が苦しくなってきたから、もうタバコはやめたほうがよいのかもしれません。

私は近藤先生の治療を受けてよかったと思っています。悔いはありません。長く生きていればよいというものではありませんが、がんセンターで治療を受けていたらもう死んでいたのではないか。

患者の側も医者を信用していると、医者の言葉で長生きできるということもあると思います。

【解説】

抗がん剤は命を縮める

記者インタビューが行われたのは二〇一一年一月ですが、患者さんはその後、別の病院の緩和ケア病棟で一一年十一月に、諸臓器への転移により亡くなられました。穏やかな最期だったそうです。合掌。

前のケースが「がんもどき」であるのに対し、本ケースは「本物のがん」の典型です。「本物」でも、転移巣が（小さくて）どこかに潜んでいて、初診時にその存在が分からないものと、初診時から存在が明らかなものとに分かれます。本ケースは後者です。

誤解がないようにしたいのは、リンパ節転移についてです。

リンパ節転移があった場合、どこのリンパ節かが重要です。肺がんでは、初発巣近くのリンパ節に転移があっても、骨や肝臓など他の臓器に転移していないことが多いのですが、縦隔（左右肺の間にあって、食道、気管、心臓等が位置する部位）のリンパ節に転移していると、ほぼ確実に臓器転移があります。

国立がんセンターでは（初発巣のほかに）縦隔リンパ節転移が見つかり、それだと公式にはステージは3期とされます。しかし、担当医が患者本人に「4期」と伝えたというのは、どこかに臓器転移が潜んでいるという実質を見据えてのものでしょう。

もっとも私宛ての紹介状には、「現在の標準的な治療では抗がん剤と放射線治療を先行し、その後に切除と思われます」と書かれていました。まさか紹介状にウソは書かないはずで、がんセンターでは他臓器転移がある患者をも手術するのか、と驚きました。

他方、患者が聞かされた「手術はできない、抗がん剤か放射線で治療するしかない」との話は、真の意図（手術）を秘していたことになります。抗がん剤と放射線をした後に「望みが出てきたから手術しよう」とでも不意打ちする予定だったのか。――これでは患者は、抗がん剤、放射線、手術の三点セットから逃れようがない。

この点かりに3期としても、五年生存率は4期と大差がない。それなのに（抗がん剤と放射線に加えて）手術までするのが「標準治療」というのでは、日本の肺がん患者は大変だ、大勢が寿命を縮めているはずだ、と改めて思いました。

患者さんは初診時、肺がん特有の症状は認められず、元気でした。「今の体調からすると、ご自分で考えても、すぐに死ぬなんて思えないでしょう」と尋ねると、「そうですね」とうなずいておられました。

このとき、前の担当医に従い抗がん剤治療をしていたら、どうなっていたでしょうか。神経障害など諸々の副作用で苦しんだに違いありません。そして肝腎な生存成績といえば、図6（次頁）程度の生存期間が期待できるだけです（N Engl J Med 2002;346:92）。

これは米国で行われた大規模な臨床試験で、現在よく使われている抗がん剤を組み合わせて治療したものです。抗がん剤を変えても成績を伸ばせないことがよく分かります。

私が患者本人に語った生存率の数値は、このグラフを念頭に置いています。ただ、患者さんのショックを和らげるため、生存率を若干高めに話したと記憶しています。私は患者にウソを

図６　３期・４期肺がんの抗がん剤治療開始後の生存期間

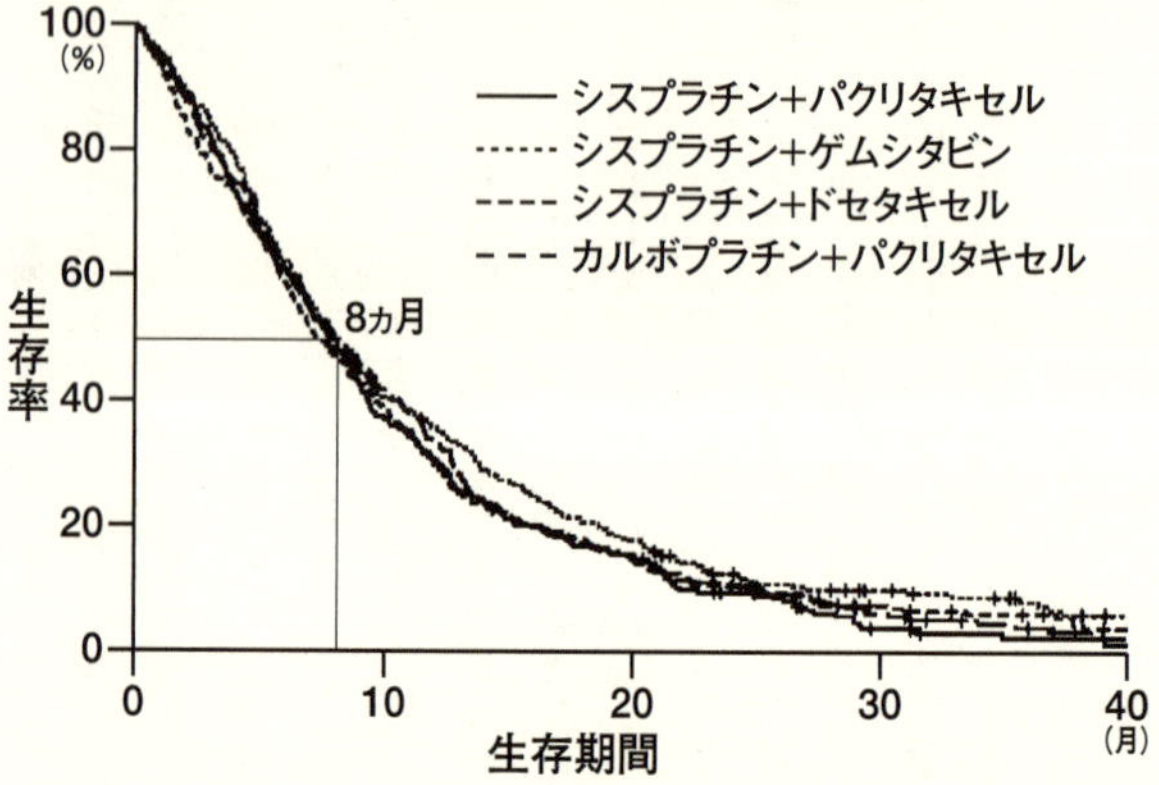

つかないことをモットーにしていますが、初対面でいきなり生存率を正直に言うべきかは難しく、いまだに答えを見つけられないでいます。

現在、日本国民がん死亡の第一位は肺がんです。肺がんで死亡する場合、通常４期の段階を通過する一方、４期には抗がん剤が標準治療とされています。したがって、死ぬ運命にある肺がん患者は、誰もが抗がん剤を（一度は）勧められるはずです。読者は将来に備えて、このグラフを頭に焼き付けておかれるとよいでしょう。

しかし、このグラフには納得がいかない点があります。

生存曲線というのは、裏を返せば「死亡曲線」ですが、肺がんであっても、そうたやすくは死なないはずだからです。

たとえば本件患者は、何ら症状がないので死を全く意識していません。私の診立てでも、見つかっている病巣はそう大きくないので、一年以内に死ぬ可能性はゼロだと思いました。そのことを生存曲線の形で表すならば、生存率は一〇〇%を保ったまま、一年のところまで水平移動するはずです。

しかし、抗がん剤治療の統計をとると、生存率は図6のグラフのように急落する。本件患者のように元気な人も、半年以内に亡くなる可能性が五〇%近くになります。これではこのグラフは、抗がん剤による「毒性死」曲線としかいえないように思われるのです。

私は、固形がんで他の臓器に転移がある人には、次のように説明しています。本ケースでも（細かな違いはあるでしょうが）同じ話をしました。

「がんによる症状がない人は、健康人に準じた状態なので、転移があっても、すぐ死ぬことはない」

「すぐ死ぬことがあるとしたら、抗がん剤や手術を受けた場合だけです」

「肺がんで抗がん剤治療をすると、図6のような生存曲線になります。いわゆる指数関数曲線の形です。治療開始後すぐに、亡くなる人が出始め、曲線が急下降するのが特徴です」

「これに対し、治療しないで様子を見た場合、図7（次頁）の点線部分のように（当初）生存率は一〇〇%で推移します」（注：メモ用紙に図7を手書きしながら話をしている）

「そのうち臓器転移が増大してくるので、死ぬ人が出始めます」（注：図7の点線から実線への

図7　治療しないで様子を見た場合の予想生存曲線

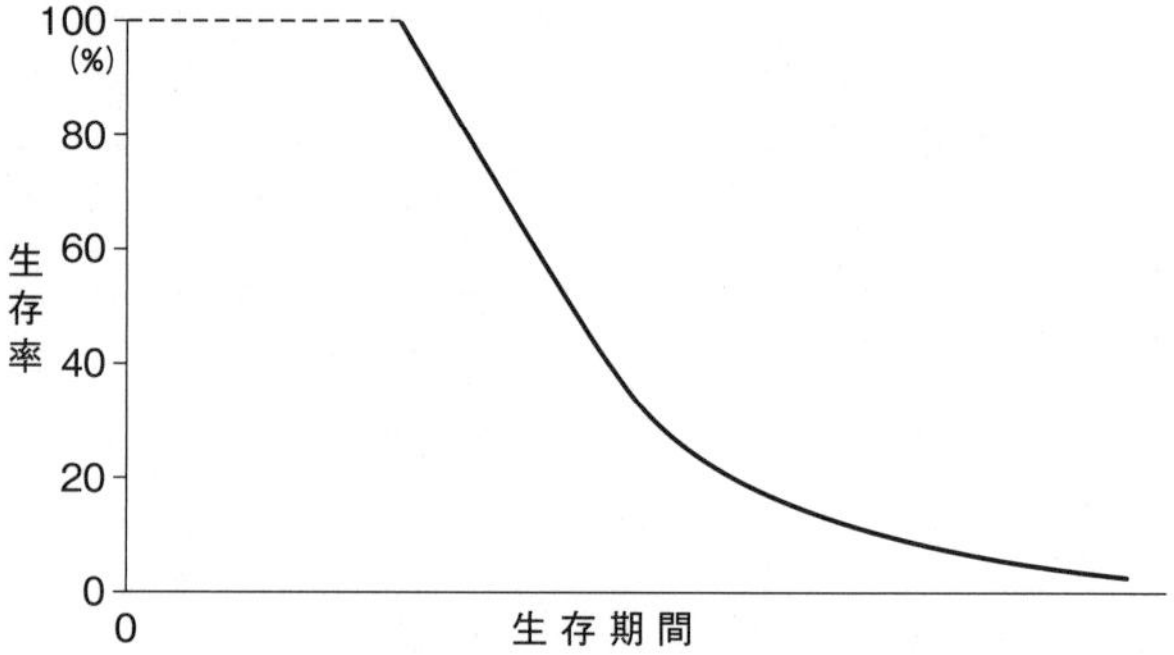

移行部を指して説明している）

「最初に亡くなる人が出るまでの期間の長さは、がんの種類や転移の程度に左右されます」

「亡くなる人が出始めると、その後は、指数関数曲線の形に従って下降します」

「抗がん剤や手術、あるいは分子標的治療薬を受けなければ、図7の点線期間のように、全員が長生きできることは確実です」と。

前述したようにこの患者さんは亡くなられましたが、国立がんセンターで診断されてから三年半生存しました。もし抗がん剤治療を受けていたら、何年生きられたのでしょうか。抗がん剤治療を受けた場合には、三年半後に生きている可能性は五％前後です（図6）。この患者さんは、幸運にも五％の中に入ったというのでしょうか。そうではなく、抗がん剤治療を受けない場合の必然として、三年半生きられたように思われるのです。換言すれば、もし抗がん剤を使わないことが一般的になれば、もっと多くの患者が三年、五年と生きられるようになるはずです。

抗がん剤の「繰り返し治療」でさらに縮命

以上を要するに、抗がん剤は肺がん患者の寿命を縮めます。それは他の固形がんでも同じです。一般に信じられているのと異なり、抗がん剤にあるのは（延命効果ではなく）「縮命効果」です。そのことは『抗がん剤は効かない』で縷々《るる》述べたので繰り返しませんが、一点だけグラフを提示しておきましょう。

抗がん剤の「繰り返し治療」（乗り換え治療）に関するデータです。どの固形がんでも、抗がん剤が多数認可されている関係で、ある薬が駄目となっても、次の薬、またその次と、抗がん剤をとっかえひっかえし、治療が際限なく続くことがとても多く見られます。

繰り返し治療の問題は、乳がんにおいて顕著です。乳がん患者は臓器転移があっても、肺がんや胃がんの転移に比べ長生きするため、抗がん剤で治療できる期間が長くなるのです。また患者が女性であり、一般に従順で忍耐強いことも、医者から見ると繰り返し治療の好対象です。

そこで臓器転移がある乳がん患者におけるデータを見てみましょう。手術も抗がん剤治療もない（つまり対症療法しかない）時代の生存曲線が次頁図８Ａです（Br Med J 1962;2〈5299〉:213）。

図８A　約100年前の対症療法のみの乳がんの生存曲線
B　臓器転移乳がんにおける多剤併用化学療法の生存曲線
（筆者作成）

C　抗がん剤の繰り返し治療の生存曲線

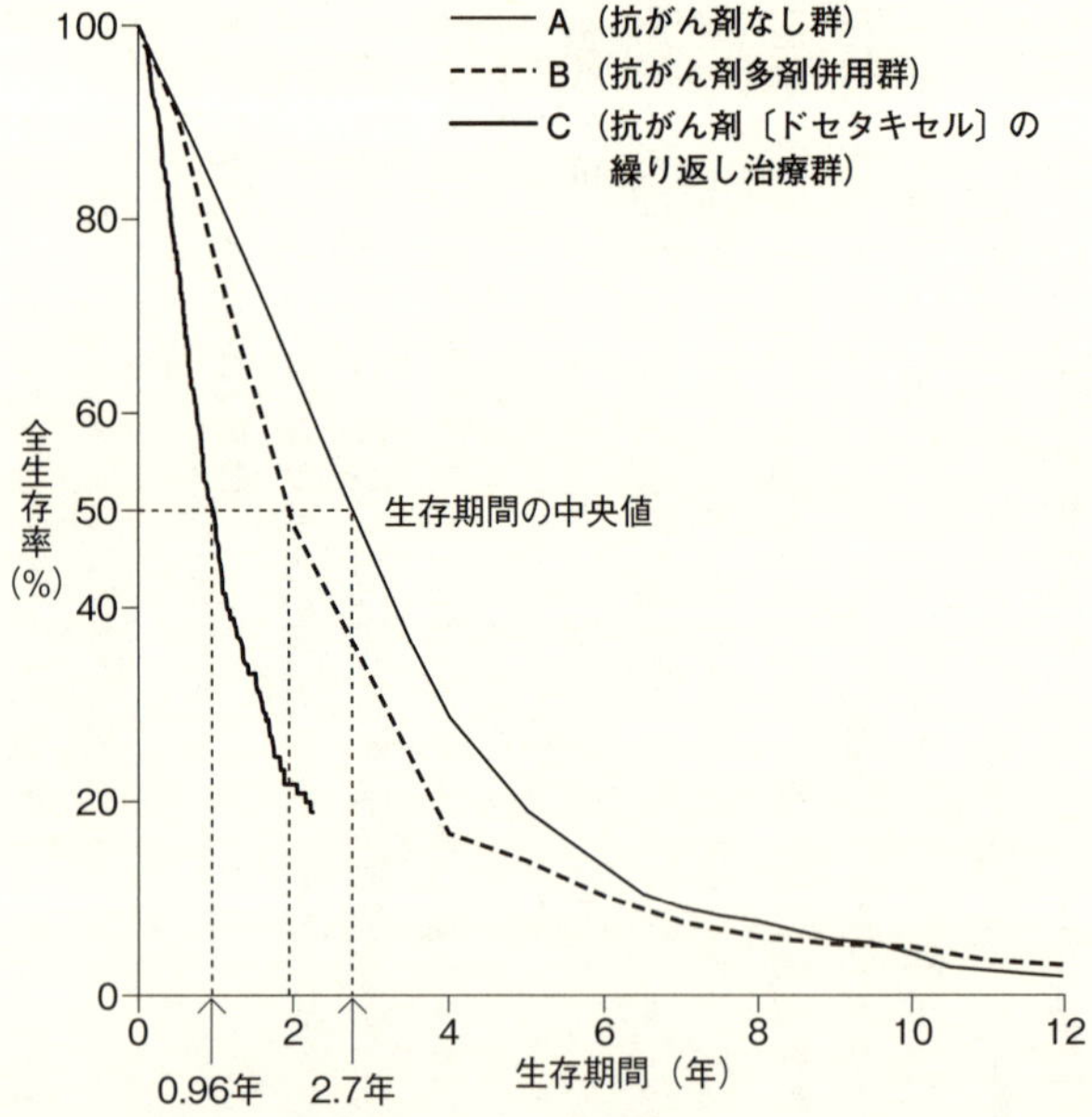

これに対し、世界的に高名な（米国の）がん専門病院で抗がん剤治療を受けた患者たちの生存曲線は図8Bのようになります。抗がん剤治療を初めて受ける患者たちで、多くは、アドリアマイシン、エンドキサン、5-FU《ファイブエフユー》という（乳がんで頻用される）抗がん剤三剤を投与されています（J Clin Oncol 1996;14:2197）。

図8Bの生存曲線は、8Aと比べ、明らかに生存期間が短縮しています。治らないがん患者の治療成績は、「生存期間の中央値」すなわち五〇％の患者が生存する期間で比べるのですが、抗がん剤を使わない時代の生存期間中央値は二・七年です。これに対して、抗がん剤治療を受けた患者の中央値は二年で、短縮していることが明らかです。

人びとの健康・栄養状態が不良だった昔に比べ、最近では平均余命が上昇しているので、本来、転移がある患者の寿命も（昔に比べ）長くなってしかるべきですが、実際には逆に短くなっている。——抗がん剤による縮命効果の証拠です。

医療現場では、前述のように、抗がん剤治療が（薬を変えて）繰り返し行われます。抗がん剤で乳がん腫瘤が縮小しない場合や、一度縮小しても再増大したときに、担当医が「薬を変えよう」と言い出すのが普通です。

このような繰り返し治療（乗り換え治療）の生存曲線は、じつは数限りなく存在します。新薬を開発するための臨床試験のデータがそれです。そのほとんどが、すでに抗がん剤治療を受けて再発した患者たちを対象とするので、繰り返し治療（乗り換え治療）に関する臨床試験ともいえるわけです。

抗がん剤を繰り返し受けた患者たちの生存曲線も、仮に抗がん剤に（それ以上の）縮命効果がないとしたら、図8Bと同じ生存期間を示します。したがって、もし生存曲線の生存期間が短くなっていたら、繰り返し治療で寿命を縮めた証拠になるわけです。

臨床試験のデータは、どれも似たりよったりなので、どれを選んでも同じ結論になりますが、ここでは、パクリタキセル（商品名：タキソール）と並んでよく用いられるドセタキセル（商品名：タキソテール）の臨床試験成績を見ておきましょう。図8Cがそれですが、生存期間の中央値はわずか一年弱です。抗がん剤を初めて使ったグループである8Bと比べても、生存期間がはっきり短縮しています（J Clin Oncol 2002;20:2812）。

大事なことなので繰り返しますが、抗がん剤治療は縮命効果が大きいのです。乳がんに限らず、肺がん、胃がん、大腸がん等、あらゆる固形がんに妥当します。また縮命効果は、男性患者に一層強く出るはずです。男性は（タバコや酒などで）不摂生な生活を送ってきた人が多く、その場合、自覚症状はなくとも、心、肺、肝、腎などの重要臓器が水面下でボロボロになっているからです。

放射線治療も肺障害を起こす

次に、肺がんの放射線治療について説明しておきます。

前述したように私は、3、4期の患者に抗がん剤はやめるように言うわけですが、取るべき症状がない場合、放射線も勧めないようにしています。無症状の場合、治療したら生存期間が延びるという証拠がない一方、放射線治療にも危険な一面があるからです。

というのも、放射線も肺障害を起こしやすいのです。障害が出るか出ないかは、放射線を照射する範囲や総線量に左右されるので、抗がん剤よりも予想が立てやすいという長所があり、本当に必要とするケースでは私も照射します。しかし、無症状の人には（万一にも肺症状を引き起こしたくないという気持ちが先にたって）照射したくないのです。

治療をどうするかの判断には、喫煙歴も大切です。もともと肺は繊細で脆弱《ぜいじゃく》な臓器ですが、喫煙者では肺がボロボロになっていて、抗がん剤や放射線による肺障害の危険性が一層高まるのです。本件患者も国立がんセンターでは、「タバコを吸うなら、私は診ない、来ないでくれ」と言われたようですが、治療した場合の毒性死の危険性（が一層高くなること）を懸念《けねん》したものでしょう。これに対し私がタバコを容認したのは、すぐ放射線治療をするつもりがなかったことが理由の一つです。

要するに肺がんの場合、がん細胞を叩こうとする治療法すなわち手術、放射線、抗がん剤

（分子標的薬を含む）は、縮命効果がつきものです。したがって肺がんと診断された場合には、できるだけ慎重に判断・行動し、無症状であれば治療せず、何かＱＯＬを落す症状が出たときに、必要最低限の治療で症状を取るようにするのが、長生きを図るコツだと思います。

放射線治療の実際

さて本件では、患者さんも同意されたので、治療しないで様子を見ることになりました。そして、がんの症状が何か出てきたら、その時点から症状緩和の治療を始めればよいことなどを付け加え、定期的に受診してもらうことにしました。

様子を見る場合に何ヵ月後に来てもらうかは、がんの種類や進行度のほか、患者さんの心理状態を読んで決めている面があります。この方の場合、表情や言動から不安感が強いと思われたので、一ヵ月後に来てもらうことにし、徐々に間隔を開けていこうと考えました。

二〇〇八年六月の初診後、徐々に病勢が進みました。最初に症状が出現したのは〇九年十二月のことで、右胸の痛みを訴えられました。胸部レントゲン撮影で肋骨への転移が疑われたので、精密検査を予定するとともに、鎮痛剤を処方。そしてＣＴ等の検査では、転移が右肋骨の一箇所に限られていたので、放射線治療をすることにしました。

このように肺がんの経過中には、転移の治療が必要になってくることが多いのです。それでも本件では、初診以降一年半もの間、普通の生活を送ることができました。これも「がん放置療法」の効用といえるでしょう。

放射線治療の実際はどうするか。

肺がんでも他の臓器がんでも、転移病巣は通常、多数箇所に存在します。骨転移が一箇所だけに見える場合にも、検査してみると、あちこちに骨転移があることが明らかになるケースが多いのです。

もし、それら多数ある骨転移の全部に放射線を照射しようとすると、放射線は強力なので、体が弱って縮命効果を招きかねない。それゆえ、転移があるというそれだけの理由では、放射線治療はしないほうがよいと考えます。つまり、痛みのある箇所だけに放射線をかけるようにする。他方、痛みのある箇所が数多い場合には、放射線ではモグラ叩きのようになるので、薬で鎮痛を図ります。骨転移は（痛みを取るべき部位が）二箇所程度までが、放射線治療のよい対象といえるでしょう。

骨転移の具体的な照射方法は、多少の歴史的変遷があります。以前は一回に二グレイという線量で毎日照射するのが主流だったように思いますが、今は一回三グレイで毎日、週五回、全部で十回、総線量三〇グレイを照射するのが流行しています。

この変遷は、転移患者は余命期間が限られているので、治療に通う期間をなるべく短くしようという配慮に裏打ちされているでしょう。私もときどき用いる照射法です。が、余命が一年以上ありそうな患者では、別のやり方をしています。

本ケースで用いた方法は、四〇グレイを上限として、一回二グレイで毎日照射を開始します。そして痛みが取れたら、そこで打ち切るのです。放射線の効き目には個人差があり、始めてみれば、効き目の程度が分かるからです。本件では、照射を開始すると間もなく痛みが消失し、計十回、総量二〇グレイで照射を終えることができました。

本件ではその後、肺の初発巣にも放射線を照射しました。患者さんが息苦しさを訴え、CTで調べてみると、腫瘍が大きくなって、右肺の上葉が「無気肺」になっていたからです。無気肺というのは、腫瘍が気管支を圧迫し、その先の肺に空気が入らず、肺の一部がつぶれた状態です。初発巣の大きさは、初診時二三ミリだったのが、二〇一〇年十二月には四センチになっていました。

そこで一回二グレイで、今度は総線量を三〇グレイと決めて（肺の一部に）照射しました。肺がんの初発巣には五〇グレイ、六〇グレイと照射する放射線治療医が多いので、私のやり方は独特でしょう。

そうする理由は、①転移があるので初発巣を徹底的に叩いても、寿命の面では無益、②とりあえず腫瘍が縮小して息苦しさが取れればよい、と考えるからです。骨転移と異なり、総線量を予め決めていたのは、（効果が比較的早期に現れやすい骨転移と異なり）放射線治療中に効果が現れる可能性が低いとふんだからです。

治療後患者さんは、インタビューした記者に「肺には全然効かなかった」と語っています。しかしこれは、インタビュー時期が（治療が終了して）間もない時期だったからです。その後、腫瘍はだんだん縮小し、息苦しさも好転しています。

患者さんは、緩和ケア病棟で最期を迎えたいという希望がありました。そこで、緩和ケア病棟のある病院を紹介したところ、そこが気に入って、まだ元気なうちからそちらへ外来通院するようになりました。そして前述のように、緩和ケア病棟で最期を迎えられたわけです。

残念ですが、現代医学は本ケースのような「本物のがん」を治す手立てを持っていません。しかし、抗がん剤等の無茶な治療を受けなければ、明るく前向きに、この患者さんのように長生きすることも可能です。

免疫療法が効かないわけ

最後に、民間療法について述べておきましょう。手術や抗がん剤を避けて、がん放置の道を選んだ場合にも、がんをなんとかしたいという気持ちは誰でも抱きます。そこで登場するのが、各種のサプリメント、漢方、免疫療法、食事療法等の民間療法です。

しかし、それらの検討を始めると切りがない一方、寿命を延ばすという証明がないことは確実なので、ここでは免疫療法と食事療法について、少しだけ触れておきます。

まず免疫療法ですが、免疫というのは、細菌、ウイルス、毒素など、体外から侵入した外敵をやっつけるためのシステムです。このシステムは、自分自身をつくるタンパクその他「自己」の構成成分には反応せず、「非自己」である外敵の構成成分に反応します。

免疫療法が期待を集めるのは、免疫システムが、がん細胞を「非自己」ないし外敵と認識する可能性があるのではないか、というのが理由です。しかし、人にがん腫瘤ができたということは、免疫システムはそのがん細胞を「非自己」とは認識しなかった証拠です。

免疫システムは、非常に鋭敏で、わずかな量の細菌・ウイルス・毒素でも認識し、排除します。最初は一個のがん幹細胞に始まるがん病巣も、それが「非自己」の特徴を備えているなら、わずかな数のがん細胞でも免疫システムは認識し、排除できます。

しかし、がん細胞の遺伝子は、正常細胞の遺伝子と（圧倒的多数が）共通しているので、「非自己」と認識される余地がほとんどないのです。実際にも、がん幹細胞ががん腫瘤にまで育ったということが、免疫ががんに負けた何よりの証拠になるわけです。

巷《ちまた》に免疫療法の実施機関が乱立し、高額な料金を請求するのは、日本特有の現象です。欧米で同じことをしたら、非証明医療だ、詐欺罪だ、とお縄になって医師免許を剥脱されるでしょう。最近では、大学病院でも免疫療法を始めたところがあります。研究として実施するのは構いませんが、代金を請求したら、実質的には詐欺罪です。

食事療法で痩せるのは危険

食事療法については、なにか体によさそうだと考えて、実行している人が多いと思います。が、その際、注意すべき点があります。痩せすぎてはいけない、コレステロール値を下げてはいけない、ということです。

健康人の寿命調査をすると、標準体重の人たちが一番長生きするのは勿論ですが、メタボといわれる多少太り気味の人たちも、それと変らず長生きします。一番短命なのは、相撲取りのように超肥満グループですが、次に痩せすぎのグループが短命なのです。

そして血中コレステロールについて見ると、コレステロールの値が低い人ほど、がんを含めた死亡率が高くなっています（次頁図9。拙著『成人病の真実』文藝春秋刊、参照）。

コレステロールが低い場合にがん死亡率が高いのは、なにが理由でしょうか。正常細胞ががん幹細胞に変りやすくなるのでしょうか。この点、遺伝子変異が生じなければ、がん幹細胞は生じないわけですが、コレステロールが減って遺伝子を変異させるかというと、そういう証拠に乏しいのが現状です。

図9　血中コレステロール値と総死亡率

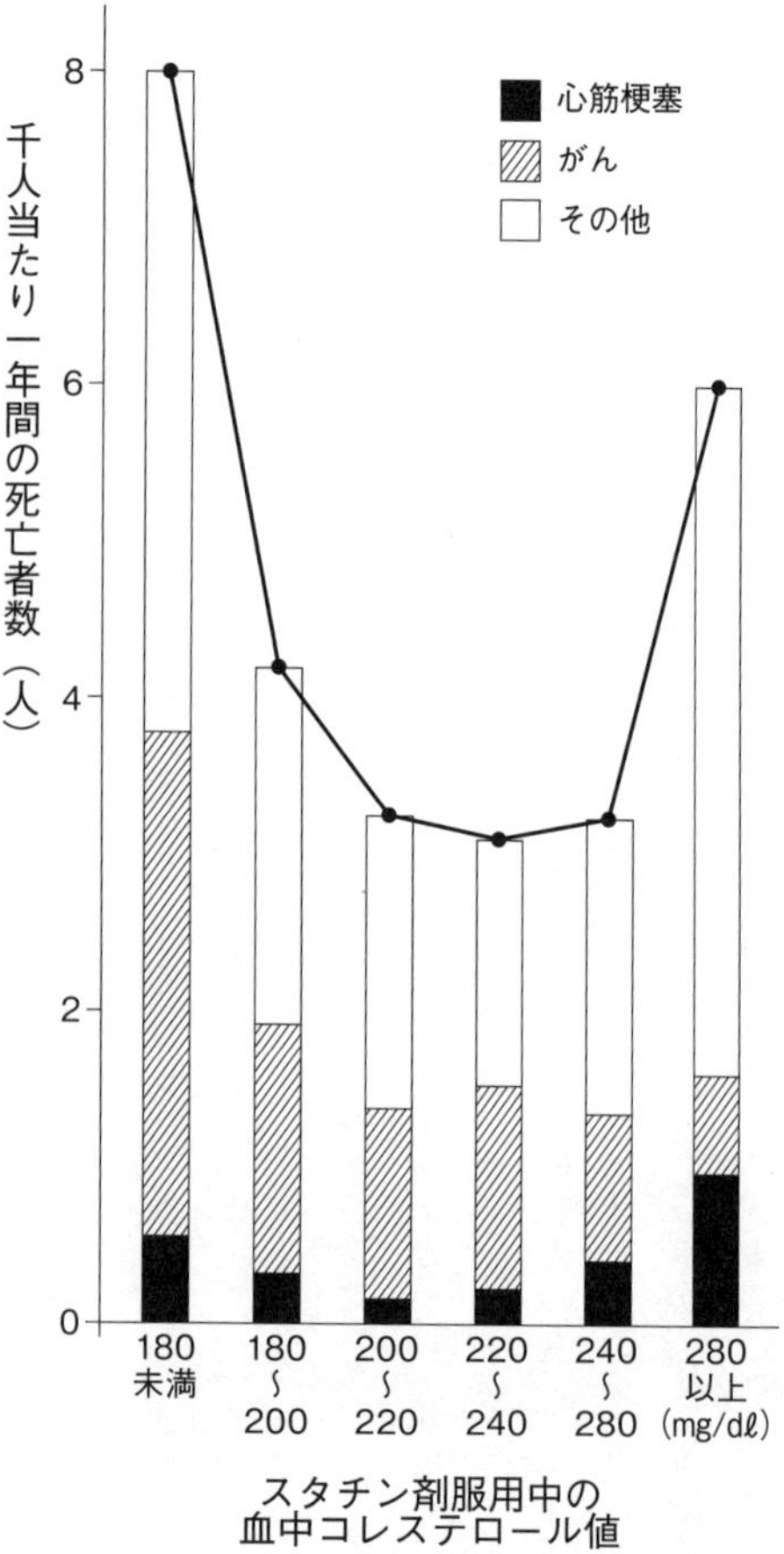

結論をいうと、コレステロールが減ると（がんを含む種々の病気の）死亡数が増えるのは、体の抵抗力が落ちるのが理由でしょう。抵抗力は（一般的には）免疫を含む概念ですが、がんの場合には（前述のように）免疫は（がんに）一度負けているので、免疫以外のがん発育を防止する力、と考えるのが妥当です。

がんの成長速度には、がん細胞自身の能力が関係することは確かですが、他方で、宿主たる患者の体の抵抗力も影響します。具体的には正常組織の強固さで、重要なのはコレステロールです。コレステロールは細胞の壁をつくる重要な成分なので、これが足りなくなると、正常細胞（とその集合体である正常組織）が弱くなって、がん細胞の増大・侵入を助けるはずです。それゆえコレステロールが減ると、がん死亡率が上昇するのだと考えています。

食事療法が問題なのは、忠実に実行すると痩せてしまって、コレステロールも激減する方法が多いからです。私の記憶に残るケースとしては、転移があってがん放置を選んだけれども、食事療法に邁進《まいしん》し、激痩せして、あっという間に亡くなられた方が二人おられます（乳がんと胃がん）。科学的に因果関係を証明することは困難としても、転移の成長速度が（通常の速度より）異常に速かったので、食事療法が影響を与えたのだろうと推測しています。

とすれば、転移がある人はもちろん、転移が潜んでいそうな人も、食事療法はしないことが、長生きするコツの一つになるでしょう。相撲取りのような太りすぎも寿命を縮めるので、メタボの入り口程度に体重を押さえながら、エビ、カニ、ステーキ、トロ、イクラと、おいしいものを何でも食べるのが、がん放置療法の要諦です。

5章　胃がん

【ケース1】その後、がん細胞が出てこない

胃がんとわかってから今年（二〇一一年）で八年目です。がんと診断されたきっかけは職場健診です。〇三年の秋、五十三歳のときに受けました。

最初にレントゲンで陰が写り、胃カメラで三センチくらいの腫瘍が見つかった。かなりショックを受けました。

千葉市幕張《まくはり》のクリニックでは、胃の早期がんだといわれた。内視鏡で治療できるかどうかのきわどいところだと。2cとかいわれた。そんなにひどい奴ではないと。

もう少し小さかったら内視鏡で取れるといわれたが、これだと内視鏡では無理だと告げられた。

胃がんが見つかってから、二ヵ月くらいのとき、クリニックのほうから自宅へ電話がかかってきた。「早く治療を受けろ、築地の国立がんセンターでも、千葉大学病院でも、紹介しますから」といわれた、しかし、両方とも行かなかった。

がん細胞が見つかったことから、すぐにがん保険をもらって、いろんな医者を回ったけれど、「胃の全摘が標準治療だ」みたいなことをいわれた。

高知県の土佐清水病院にも行った。「俺は、胃がんは得意だ」といっていた。二回目に行ったとき、「もう手術でがんをとってきたか」と問われたので、「とってきていません」と答えた。「なんでとらないのだ？」と尋ねられた。漢方薬ばかり処方されたので、やめてしまった。

近藤先生のところへ行ったのは三軒目くらいだった。私は、『がんと闘うな』を読んでいた。私が近藤先生のところへ行く気になったのは、同級生が乳がんで近藤先生のところへ受診していたのです。その同級生に受診を勧められたのです。本を読んで理論を理解したからといっても、それだけではなかなか近藤先生のところへ実際行くというふうにはならない。

「いつ行っても、近藤先生は相談に乗ってくれるから」と言われたのです。

データを近藤先生に見てもらったところ、「がんもどき」の確率が高い、といわれて、それなら話に乗りましょう、ということになった。胃がんの様子見の患者は十数人いて、私は十何番目だと言われました。

近藤先生のところには女房も連れて行き、二人で近藤先生の話をうかがい、様子見を決めた。

何も知らない人が家の設計プランなんかわたされても、中身を理解できない。がん治療はそれと同じですよね。すべて説明します、決めるのはあなたです、と近藤先生からいわれた。少し期間を置いてレントゲンで診たら、五センチくらいの腫瘍が見つかった。近藤先生曰く、胃の半分の大きさのがんが、がんもどきということもあり得る、と。

近藤先生はデータ・マニアですね。あとでわかったのですが、様子見も治療の一つだくらいに思っているのは近藤先生以外にいない。

その後、一年に一回、内視鏡検査を受けていますが、がん細胞が出てこないのです。だから、最初の診断もよくわからないよね。幕張のクリニックで最初の診断を受けてから、一年後からの内視鏡検査でがん細胞が見つからなかった。よくある話らしいですよ。近藤先生の記事にも、担当医も病理医も、何%、誤りがある、と書いてあるじゃないですか。その範疇かもしれないし。

この八月に私と同じような胃がんで出血し、死んでしまった知人がいる。がんが消えずにそのまま残り、がんと共存していた人です。ものが食えなくなって、体調が悪くなって、最後に出血して死んでしまった。治療は輸血しかなかった。

私の胃がんも、潰瘍と同じなのです。最近、そんな知人の話を聞いたから、よけいあまり気分がよくないのです、ハッハッハッ。

八月に死んだ知人は近藤先生に受診してはいなかったと思うけれど、胃がんと診断されていたのですが、手術で切除するのを拒んでいた。もう十年以上、手術を拒んでいたと思います。

私は八年目ですが、近藤先生に受診してから、命を奪うがんとそうでないがんがある、ということは理解しましたよ。

何も知らなければ、「知らぬが仏」で、検査しないほうがよい。その知人は吐血するまで知らなかったので、クヨクヨしなくてよかったのではないか。

近藤先生のところには年に一回受診している。最初の頃はもっと頻繁に受診しましたよ……。

毎年、内視鏡検査で胃の状態を見てきたのですが、もう腫瘍の形がなくなってしまったのです。クレーターみたいなのがなくなっているのです。

がんは一応見られないけれど、どこかにはがんがあるのではないか、と近藤先生はいっていた。それで八年も過ぎているのですが、今年（二〇一一年）の四月に内視鏡で見たら、またクレーターみたいなのが出来ていました。「がんもどき」は繰り返すのかもしれない。潰瘍じゃないですかねぇ。私も知人と同様に、そこから出血して死ぬのかなぁ。

最初は私も呪縛されていてなんとかしなければならないと思っていました。様子見を続けようと腹を固めるのに三年、五年はかかりますよ、そこまで思いきるのにね。胃は大きいから、少しがんが大きくなってから切ってもよいだろう、ということも少し考えました。いざ自分が胃がんになると、やはり考えてしまう。周りもうるさいから。

重要なのは呪縛を解くことと、開き直ることですよ。呪縛が一番怖いですね。変に調べるからいけない。調べずに、高《たか》を括《くく》っていたらいいのです。がん保険金で東南アジアなどへ行っていれば治ってしまう、という人もいました。

症状は最近、出てきたんだよね。胃が痛いのです。胃がんは普通、無症状だといいますが……。すぐ死ぬわけではないし、まぁ潰瘍だと思っていくしかないけれど。

【解説】
未分化がんは本当にタチが悪いのか？

がんというと、腫瘤をつくると考えがちです。胃がんを例にとると、がん細胞からなる腫瘤が正常粘膜からポコンと飛び出て隆起している、というイメージです。進行がんの場合、確かにそういうケースが多いのですが、本件は早期胃がんで、隆起型ではなく、むしろ凹んだ病変です。

本ケースの進行度は「2c」で、早期胃がんの中で少し凹んだタイプのことです。2cは、なだらかに続く正常粘膜の一部が凹んで、正常粘膜との境が判別しにくく、凹んだ所から（内視鏡で）組織を生検するとがん細胞が出る、そういうタイプのがんなのです。

2cは、がんと正常粘膜との段差がわずかなので、がん範囲の診断はなかなか難しい。本ケースでは、最初は大きさが三センチといわれましたが、慶応病院で再検査すると五センチになっていました。しかし、進行がんであっても、そう急には増大しないものですし、まして本ケースは早期胃がんです。このケースでは、最初から五センチの大きさで、検査医の腕前に難があって三センチと誤診された、と考えるのが素直です。

本ケースの組織型は「腺がん」で、その中の「未分化がん」でした。2cには未分化がんが多いのです。未分化がんの対極にあるのは「高分化腺がん」で、それは比較的タチがよく、未分化がんはタチが悪い（生存期間が短い）といわれています。しかし、タチが悪いと断ずるのは正確ではなく、未分化がんの性質は大きく二つに分かれます。

一つは、「スキルス胃がん」の前身としての未分化がんです。スキルス胃がんのタチの悪さを満天下に示した一件に、逸見政孝さんのケースがあります。二十年も前の出来事で、記憶にない読者もおられるでしょうが、日本のがん治療に大きな影響を与えた事件なので、簡単に振り返り、がんの性質論につなげます。

ときは一九九三年秋、当時大人気だったテレビ司会者・逸見政孝氏が突然テレビ会見をし、「自分は胃がんで手術したが再発した」「再手術を受ける予定である」と告白したので、日本中が大騒ぎになりました。

その頃は、がん告知がまだタブーとされていたので、患者本人が世間に向かって「がんだ」「再発だ」と逆告知するなど考えられないことだったのです。この一件が、有名人が告白会見をする流れをつくり、がん告知タブーを弱める動因になりました。

治療に関して特筆すべきは三点あります。どれもスキルス胃がんのタチの悪さを示すものです。

一つは、逸見さんが定期的に年に一度、内視鏡検査を受けていて、それで発見されたことです。担当医は早期胃がんと診断し、逸見さんに即刻告知し、手術を勧めました。しかし開腹すると、スキルス胃がんであることが判明。すでに腹膜に転移していました。

第二には、再発告白会見は、手術のわずか七ヵ月後であったことです。逸見さんは手術後まもなく腹部に再発したのです。

特筆すべき第三点は、告白会見後に東京女子医大病院で行われた手術で、残胃、脾臓、小腸、大腸など三キロに及ぶ臓器を摘出したことです。そのような大手術をしても治る見込みはゼロである、無謀な手術だ、との批判を浴びました。実際、逸見さんは再手術後すぐに再再発し、再手術から三ヵ月、初回手術から十ヵ月で亡くなられたのです。本ケースに戻りましょう。

じつは本件の胃がんの内視鏡所見は、逸見さんのそれとほぼ同じと考えられます。逸見さんの正確な内視鏡所見は公表されていないのですが、スキルス胃がんは（本件のような）2cの段階を経て増大しますし、スキルス胃がんの組織型は通常未分化がんなのです。

では本ケースも、早晩、スキルス胃がんに進行するのか。そうではありません。発見後何年たっても進行しない（むしろ消えてしまった）のがその何よりの証拠です。

2cタイプの未分化がんでも、スキルス胃がんに進行するものと、進行しないものとに分かれ、どちらであるかは、がん幹細胞の発生当初から定まっているのです。

他方、逸見さんのケースでは、内視鏡で早期胃がんと見えたものの、（開腹したら）腹膜転移が存在していたわけです。腹膜転移が一つでもあれば、治らないのは医学上の常識です。腹膜は胃のすぐ外にありますが、そこへの転移は（肺や肝など）臓器への転移と同義なのです（大腸がん、膵がん、卵巣がん等で腹膜転移がある場合も同じ）。逸見さんが治る可能性は、最初からゼロでした。

要するに、逸見さんの早期胃がんは「本物のがん」であり、本ケースの早期胃がんは、「がともどき」だと考えられます。両者を内視鏡で区別できない理由の一つは、内視鏡ではがん病巣の表面だけしか観察できないことにあります。早期胃がんは、病巣表面の形態が同じでも、根が深いものと浅いものに分かれるわけです。

このように早期胃がんも、「本物」と「もどき」に分かれるのです。早期胃がんの場合、圧倒的多数は「もどき」ですが、中に「本物」が混じっており、術前の検査では見分けることができません。

早期胃がんはなかなか大きくならない

「もどき」が圧倒的多数を占めるタイプもあります。がんが胃の粘膜上皮内にとどまる「粘膜内がん」がそれです。このタイプのがんは、患者千人を集めても、どこかの臓器に転移しているケースは一人いるかどうかという程度です。粘膜内がんだと、内視鏡で（胃を切除せずに）がん組織だけ切除することができます。それで治るとされていますが、「もどき」であるため放っておいても死なないので、「治る」というと患者たちに誤解を与えるでしょう。

じつはそれゆえに上皮内にとどまる粘膜内がんは、欧米では「がん」と診断されていません。良性を意味する「異形成」と診断されるのです。それを日本の医者たちは、「がん」だと称して商売繁盛を図っている。そういう、おぞましい構造があるわけです。

本ケースでは、がん細胞は粘膜に限局するのではなく、粘膜の下にもぐり込んでいるように見えました。いわゆる「粘膜下層」に浸潤しているとの判断です。これらのケースには、腹膜転移等がある「本物」が紛れ込んでいるわけです。

患者本人は、潰瘍を心配しています。が、このタイプの早期胃がんでは、よく見られる現象です。2cタイプは、がん細胞が正常粘膜を置きかえるようにして広がり、がん細胞に置き換わった部位は（粘膜面と比べ）少しくぼんでいて、（正常粘膜とは異なり）胃酸の攻撃に弱いのです。そのため、がん細胞の一部が死んで（組織の真中に穴があき）潰瘍ができます。しばらくして、またがん細胞が広がって潰瘍が治ると、2cという凹みをつくるのです。――もっともこれだと、本ケースの（その後の内視鏡検査で）がん細胞が見つからなくなった理由を説明することが難しい。したがって本ケースでは、がん細胞が本当に全部消えた可能性もあります。

それにしても、早期胃がんを放置した場合、病変が大きくならないばかりか、がん細胞が消えたというのは、読者にとって驚きでしょう。しかし実は、そう珍しいことではないのです。私が診てきたがん放置患者のうちでは、もう一人の早期胃がんが消失しています。

早期胃がんがなかなか大きくならないことについては、専門家たちのお墨付きもあります。以前、私が『患者よ、がんと闘うな』を出版した後、いわゆる「がん論争」が起きたのですが、そのときがん検診擁護の先頭にたった丸山雅一・癌研究会附属病院内科部長（当時）は、次のように公言しています。

「早期がんを三年放置しても、ほとんど変化しないということは日本の専門家にとって常識以前のことです」と。

これでは検診擁護にならないのですが、ともかく専門家たちは、早期胃がんがなかなか大きくならないこと、本ケースのように消えてしまう早期胃がんがあることを知っているのです。

「胃と腸」という医学専門雑誌のバックナンバーを読み込んでみれば、そういうケースがたくさん出てきます。それなのに一般の方々が知らなかったのは、専門家たちが喋らなかったからです。世間が知れば、検診受診者が激減するはずで、それを恐れたのでしょう。

スキルス胃がんについても、一般の方々が知らないことがあります。スキルス胃がんについての一般的認識は、逸見さんが術後十ヵ月で亡くなったことなどから、一年ももたない、悪くすると数ヵ月だ、という程度であるはずです。

最近もある有名人が、腹部症状があって検査したらスキルス胃がんが発見され、本人は「がんと闘う」といって入院したら、二ヵ月で亡くなった、という報道がありました。その報道に接した誰もが同情されたでしょうが、早くに亡くなったこと自体は（スキルス胃がんだから）当然だと受け取られていたようです。

しかし、じつはスキルス胃がんは、手術さえしなければ、人びとが思っているよりずっと長生きできるのです。私は、スキルス胃がんで手術を受けずに放置した患者を何人も診てきましたが、一年以内に死亡した人はいなかった。逸見さんのような（当初早期胃がんタイプだった）スキルス胃がんでも、何年も生きた患者が何人もいます。そのうち二人の経過を紹介しましょう。

【ケース2】三十一歳の決断「手術は受けない」

三十一歳のC君は、一九九五年七月に吐血しました。翌九六年五月に二回目の吐血をしたため、内視鏡検査。胃の生検をしたところ、「悪性のものです。一日も早く手術を受けるように」と担当医から強く勧められました。がんのステージは2cで、組織型は未分化型。ケース1や逸見さんのとそっくりです。

C君は本を読んで知ったらしく、翌六月に私の外来を受診されました。

私はC君に、①組織型が未分化型であっても「もどき」の可能性があること、②逆に「本物」なら、すでにがん細胞が胃壁の中をはうように広がっており、腹膜転移もあって、実質的にスキルス胃がんであること、③手術を受けなければ直ぐに死ぬ可能性は低いが、手術を受けると逸見さんのように一年もしないうちに急死しかねないこと、などを説明しました。

手術を受けるのは無謀と考えたC君は、当面、無治療のまま経過を観察する道を選ばれました。もし手術となると、胃全摘術になってしまうことも考慮されたのでしょう（全摘術については161頁）。

C君の胃がんが「本物」であり、スキルス胃がんと判明したのは、初診から二年目の九八年一月。胃の内視鏡検査で進行胃がんと診断されたからです。

その後、胃からの出血で下血したものの、幸いなことに内視鏡治療で出血を止めることができました。重要なのはスキルス胃がんにもかかわらず、初診から二年近く、以前とあまり変わらない日常生活が送れたことです。

「たばこをやめたせいか、六〇キロだった体重が六三キロに増えてしまいました」。C君がこう苦笑いされたのを、昨日のことのように覚えています。

C君にスキルス胃がんの明確な症状が現れたのは翌九九年八月のことです。

胃の出口（幽門）が、がんの増大によって狭くなり、固形の食べ物が取れなくなったのです。患部へ放射線を当てることも考えましたが、あまりにもがんが広がり過ぎていたことから効きそうにないと判断し、放射線治療を断念しました。

それから二ヵ月もしないうちに、CT検査で胃の周囲のリンパ節にがんが転移していることも判明、腹水が生じたことからがんが腹膜へ転移したことも動かし難い事実です。腹水を抜いたところ、その量は一〇リットルに達しました。

C君が故郷の病院へ転院されたのは翌二〇〇〇年一月。転院後、スキルス胃がんによって胃の三分の二が狭窄《きょうさく》していることや、腹膜転移による腸閉塞を招いていることが報告されてきました。

その後、痛みや不眠などの症状が現れると同時に、急速に痩せ始めたものの、モルヒネなどによる緩和療法で症状を抑えたそうです。腹水や胸水も増量したけれども、二ヵ月後の三月に安らかに息をひきとられたとのことです。最初の吐血から五年目でした。逸見さんが術後十ヵ月で亡くなられたのと対照的です。

【ケース3】スキルス胃がんを放置して十年近く平穏に

畜産関連の業界誌のオーナーだったDさんに直径約五センチの胃がんが見つかったのは六十二歳のときです。会社の定期健診で発見されました。

Dさんの胃がんは、胃の大彎《たいわん》（胃が外側に大きく膨らんで湾曲した部分）の内側の粘膜にありました。がんは胃壁の粘膜のすぐ下、粘膜下層という場所にとどまる、2cの早期胃がんとの診断で、他の臓器への転移も認められないと告げられたそうです。

そして担当医から「ただちに手術を。いまのうちなら治る」と手術を強く勧められたのです。

「でも、症状がまったくないのに手術で胃を切除するなんて……」と納得できないDさんは、「様子を見たい」と希望し、私の外来を受診されました。そして無治療のまま経過を観察していくと決断されたのです。

Dさんのこの判断は大正解でした。2c未分化がんの中でも、胃の大彎に生じたものは、手術しても必ずといっていいほど再発するからです。同じ2c未分化がんの中でも、大彎に生じたものが特にタチが悪い理由は分かっていません。しかし事実問題として、この部位の未分化がんは、手術すると再発して二、三年以内に死亡するのです。私はそのことを研修医時代に学んでいて、Dさんのケースでは、その知識が役立ったといえます。

Dさんのその後の経過を紹介しましょう。

当初（九九年十月）、Dさんのがんの大きさは、前述のように直径約五センチで、翌年の内視鏡検査では、腫瘍サイズはあまり変わりませんでした。

二〇〇一年四月の内視鏡検査では、がんの浸潤が粘膜下層の下にある筋層へ至ったと診断されました。そして翌〇二年十月の検査で、胃の外側にある腹膜まで達している可能性があると診断されたのですが、Dさんはいたって元気で、これまで通り精力的に社長業に励んでおられました。

がんが目に見えて少しずつ大きくなり始めたのは〇五年からです。翌〇六年三月には腫瘍がさらに深く浸潤し、患部はクレーター状に変化。九月の検査で胃がんの長径が約九センチへと増大したことに加え、腹膜への浸潤・転移もあると診断されたのです。

これはもう腹膜へ転移したスキルス胃がん以外のなにものでもありません。Dさんの胃がんは胃の粘膜の下へもぐるように広がるスキルス胃がんで、初診時にすでに腹膜へ転移していたことは確実です。

驚かれるかもしれませんが、スキルス胃がんで胃は変形していたにもかかわらず、日常生活を妨げるような症状はひとつも出ていませんでした。胃が伸縮性のある大きな臓器であることや、がんが胃の入り口（噴門）や出口（幽門）から離れていたことも幸いしたのですが、このようなケースはそんなに珍しいことではありません。

Dさんに初めて症状らしい症状が出てきたのは、初診後九年目の〇八年九月のことです。「最近、大便が細くなってきたみたいです」と訴えられました。恐らく腹膜へ種をまくように転移した数多くの微小転移巣（腹膜播種《はしゅ》）が増大し、大腸の内腔を狭めたことが原因です。

翌〇九年一月には「食が細った」「便通が悪い」「ときどき下腹部が痛む」などの症状も出てきたことから、下剤など症状を和らげる緩和療法でしのぐようになりました。八五キロ（前年）だった体重は七〇キロに減り、体調はゆっくり低下していったものの、緩和療法が奏功し、ロシアや沖縄・石垣島、京都などへの旅行を楽しんでおられました。

五月に入ると体重は六二キロに減少し、その約一ヵ月後に五二キロへ激減。八月に経営していた会社を知人に譲るなど、自らの人生に悔いを残さない準備を進められました。

やがて全身に浮腫が生じ、近所の病院に入院。肺に水がたまって呼吸困難に陥り、十月にモルヒネの投与を受けながら安らかに息をひきとられたのです。胃がんと診断されてから、ちょうど十年でした。

もし担当医に勧められるまま手術を受けていたら、余命は一年か、もって二年程度だったと思います。スキルス胃がんの手術統計でも、五年生存率はほぼゼロです。

【解説】

手術をするとがんが怒る?

お二人とも亡くなる前には、呼吸困難等で少し苦しまれました。がんでは、全経過を通じまったく苦痛を感じることなく最期を迎える、ということは若干難しいのです。しかし苦痛は、お二方のように緩和することができます。

肝腎なのは、どちらのケースも、亡くなり方としてはベターだったということです。スキルス胃がんの最期は通常、腸閉塞(イレウス)で苦しむからです。

イレウスは、がんの腹膜転移が増殖して、小腸や大腸を狭めるために生じます(狭窄)。食べたものが通らないので、お腹が張って苦しく、食べたものを吐いてしまう。症状を軽減するため実施されるのがイレウス管。鼻からチューブを入れて小腸に通し、この管を通じて腸内容物を外に出します。イレウス状態は軽減されますが、腸の狭窄部位が広がるわけではないので、ずっと留置する場合がほとんどです。逸見さんも、東京女子医大での手術後すぐにイレウスが発症して苦しみ、一度も退院できずに亡くなられました。

これに対し、スキルス胃がんを放置した場合には、QOLはもっと良好なのです。もちろん腹膜転移があるので、食事に関して全然問題が生じないわけではなく、最期が近くなると食が細ります。しかし飲食は、なんとか最期まで可能で、イレウス管が必要となることはほとんどないのです。

とすると、胃がん患者がイレウスで苦しむのは、手術のせいではないか、と疑う必要があります。手術をしたから、がんが余計に増殖し、腸管の狭窄を引き起こすのではないか、と。

実際にも、腹膜転移があるのに手術をすると、腹膜のいたるところに傷がつきます。当然ながらがん細胞は、その傷口に入り込みます。そして傷口は血管豊富で、がん細胞が分裂するのに最適なので、手術をするとがん増殖が加速されるのです。

昔から外科医たちの間では、胃がんを手術すると、がんが急速に増大する事実がよく知られています。それで、「がんが空気に触れると暴れだす」とか、「手術すると、がんが怒る」と言われたものです。しかし、そうなる理由は以上のようなものですから、怒るのは癌ではなく、メスで傷つけられた体が怒り、がんの増殖に手を貸したとみるべきでしょう。

これまで紹介した三ケースは、初診時には早期胃がんの形態をしていました。が、その中に「本物」も「もどき」もあったわけです。

胃がんは、大きく早期胃がんと進行胃がんに分けられるので、次に進行胃がんのケースを見てみましょう。進行胃がんだけれども、「もどき」と考えられるケースです。

【ケース４】進行胃がんが縮小した！

千葉県在住のEさんが市の胃がん検診を受け、精密検査で胃がんと告げられたのは五年前の二〇〇七年七月、六十五歳のときでした。

胃の出口（幽門）の前部に長径一八ミリの腫瘍が見つかり、内視鏡で組織を採って調べたところ「中分化型管状腺がん」というがん組織が確認されたのです。

胃壁は内側から①粘膜、②粘膜下層、③筋層…の順で形成されています。Eさんの胃がんは、筋層まで浸潤していると判断されたことから、ステージ２の進行胃がんに相当します。

現在、腫瘍の浸潤が粘膜にとどまる早期胃がんなら、内視鏡による治療が可能とされますし、粘膜下層に入ったケースも、内視鏡治療が可能な場合があります。

しかし、筋層まで浸潤した進行胃がんの場合、胃を切除するのが一般的です。Eさんも精密検査を受けた大学病院の担当医から、幽門を含む胃の三分の二を切除する開腹手術を勧められました。

Eさんが私の外来を訪ねてこられたのは、それから二週間後の八月のことでした。以前から私の著書に目を通しておられたからです。

あらためて胃のレントゲン検査を受けてもらったところ、確かに胃の幽門前部に（筋層まで浸潤していると思われる）半球状の隆起性病変が確認されました。しかし、Eさんは、そのまま様子を見ると決断されたのです。理由は、

① 胃がんは進行がんでも、「がんもどき」の可能性があること

② 胃の切除によってさまざまな後遺症（栄養障害や全身倦怠感、下痢、腸閉塞など）を招くこと

③ 手術によって本来の寿命を縮めかねないこと

などを私の本で理解されていたからです。

三ヵ月に一回のペースで私の外来を受診されるようになったEさんに、胃がんの縮小が確認されたのは、翌〇八年二月の受診時でした。胃のレントゲン検査で、一八ミリだった腫瘍が、一三ミリまで縮小していたのです。

診断した医者からは「圧迫すると、かろうじて一三ミリくらいの不明瞭な隆起性所見が認められる」との報告を受けました。

Eさんはその後、半年に一回のペースで私の外来を受診されています。その後は（本人が希望しないため）レントゲンや内視鏡検査は行っていないので、現在患部がどのような状態なのかは分かりませんが、体調はすこぶる良好です。

告知後何年も過ぎた今もEさんが元気なのは、なによりも手術で胃を切除しなかったからです。

大学病院の担当医から勧められるままに開腹手術を受けていたら、胃の三分の二を切り取られ、十分に食事が取れなくなるなど、日常生活に重大な支障を招いていたことでしょう。

【解説】

胃の全摘や大幅切除は誤り

胃には、「食べたものを消化する」「食べたものを溜めて少しずつ十二指腸のほうへ送り出す」という二つの大きな働きがあります。胃がん手術で胃を全摘されたり、胃の出口＝幽門を含めて大きく切除されたりすると、患者さんはこの二つの機能を失います。

その結果、食べたものがストンと小腸へ落下（ダンピング）し、腹痛や動悸《どうき》、冷や汗などの

「ダンピング症状」を引き起こし、苦しむ患者さんが大勢います。

ダンピング症状を避けるには、一回の食事量を少量にとどめ、一日の食事回数を五～六回以上に分ける必要があります。手術前に比べ食べられる量は激減し、体重も一〇キロ以上減少するのが普通です。

実際、胃の手術後、退院できたのはよいけれど、痩せ細り、元気をなくしてしまう患者さんは枚挙に暇がありません。

私は、そもそも胃がんの手術で胃を全摘したり、大きく切除したりすることは原則として間違い（誤り）である、と考えるに至っています。

他の臓器に転移している「本物のがん」ならば、胃を全摘しても治りません。痛い思いをするだけ損です。他臓器へ転移しない「がんもどき」ならば、Ｅさんのように無治療のまま様子を見るだけでよいときも多いし、内視鏡治療など最小限のごく小さな手術で済む可能性もあるからです。

いずれにしても、胃の全摘や大がかりな胃切除などの胃がん手術によって、患者さんの体は甚大なダメージを被ります。食生活をはじめ、ＱＯＬが大きく損なわれ、本来の寿命を縮めてしまうことになるのです。

さらに問題なのは、日本の胃がん手術が、胃の周囲のリンパ節を切除するリンパ節郭清《かくせい》（ごっそり切除すること）をルーチン化していることです。

胃の周りには、胃に近いほうから1〜4群の数多くのリンパ節があります。進行胃がんの場合、胃の切除とともに2群リンパ節まで郭清するD2手術を行うのが一般的とされています。これがかえって患者さんに大きな後遺症をもたらしてしまうのです。

D2手術の目的は表向き、生存率の向上が掲げられていました。しかし、すでにイギリスとオランダの臨床試験で、生存率の向上に寄与しないという結果が明らかにされています。それなのに、いまだにD2手術に固執する日本胃癌学会は猛省すべきではないでしょうか。

患者さんにとって重要なのは、がんの手術を受けると、必ず何らかの不利益が生じることです。手術で臓器を切除すれば、生活能力が低下するのは不可避です。傷あとが開いてしまう縫合不全や出血、炎症など、手術に伴う不都合や失敗などから生じる合併症や障害なども、患者さんの生活能力に重大な影響を及ぼします。

現在、がん治療における世界の大勢は、可能な限り臓器を温存する方向に向かっています。いたずらに拡大手術に走っても、がん患者の生存率向上に貢献しないばかりか、がん患者の生活の質も低下させてきたからです。

進行胃がんのEさんのように、無治療のまま様子を見るという選択は、究極の臓器温存療法といえるのかもしれません。

6章　腎がん

ここで紹介するのは、腎がんをしばらく放置した後に手術を受け、その後肺転移が生じてきた小林篤生さん（実名、一九四二年生まれ）です。

【ケース】放置後に手術したら転移が出現

私ががんと診断されたのは二〇〇三年五月、六十歳のときのことです。カレーを無理やり食べて就寝したら、夜中に急に腹が痛くなり血尿が出たので、町医者に行ったのです。町医者にもCTがあり、六センチくらいの腫瘍が左の腎臓に見つかった。

紹介された近所の日赤病院で、すぐに「これはがんだ」といわれた。「手術をしなければ」と勧められ、大学病院を紹介されたのです。そんときはやはりショックで、その夜に寝糞をしてしまいました。コンピュータの仕事をやっていると夜、よくうなされるのですが、残ったソフトを仕上げてしまおうと思って頑張ったせいもあって、かなりひどくうなされた上での失敗です。そして、手術の日も決まりました。

しかし、血尿が出たのはカレーを食った日だけで、それ以外はまったく出なかった。

その後、医者や女房などと話していて、どういうわけか「僕は手術をしなくてもよい」と思ったのです。

「手術を受けなくても三年くらいは生きられるだろう」。僕はもう三年生きられるならよいと思い、「手術を受けない」と女房に言ったのです、そしたら女房は泣いていましたよ。

本を読み、二〇〇三年六月に近藤先生に受診。三ヵ月様子を見ることになった。腎臓がんというのは大きくならないのが多いらしい、とくに三センチ大くらいまでのサイズは……。

「手術しなくてもよい」といわれた。

三ヵ月後の九月にCTを撮ったら左腎臓の腫瘍は六五ミリで、大きくなっていた。

私の腎臓がんの原因は、その前の数年間、根を詰めてウインドウズ（Windows）のソフトをつくっていたのですが、その過労が原因だと思いました。

腫瘍のサイズはその後、二〇〇五年七月のCTでは七〇ミリに。〇七年八月は七〇ミリで変わりなく経過した。

治療を何もしないのだから、これほど楽なことはない。一回だけ、近藤先生とは関係なく、漢方薬とサリドマイドを半年間ほど飲んだことがあります。でも、なんというか、全然効かないというか、効果がわからない。

まぁ、この時点（〇七年年末）で腎がんと診断されてからもう五年近く経っていますが、何もないわけです。

一方、この頃に私の作ったソフトの海賊版が出てきて、販売している私のソフトが只で、無料で手に入るようになったのです。それで「これはいけない」と思い、このソフトのレベルアップをはかるために、半年間くらい再び根を詰めた仕事を行った。そうしたら左腎臓の腫瘍が八〇ミリになったのです。二〇〇八年六月のことです。

このとき近藤先生から、「八〇ミリになったから手術を受けろ」と勧められたのです。CTスキャン後のコメントに「あと〇センチで膵臓の〇〇に達して〇〇を破壊する」とかなんとか名文が書いてあったのです。それに感動したのか、近藤先生が手術を受けろと言い出したのです。

私としては、「手術をするな」と言ってきた近藤先生から、「手術をしろ」と言われたので、「これはアウトだな」と思った。二〇〇八年六月に手術を近藤先生から勧められて、翌〇九年三月に泌尿器科の病室が空いたので慶応大学病院で手術を受けた。大家基嗣教授の手術で左の腎臓すべてを切除した。

そのとき「リンパ節は取らないでくれ」と頼んだら、「余計なことは言わないように」と大家教授に強く否定されました。

しかし、手術を受けてから一年一ヵ月後の翌二〇一〇年四月に、肺の二、三箇所に転移していることが判明した。

「普通の患者は、肺に転移していたら抗がん剤を飲む」と大家教授はいうのです。だけど私は考えて……。私は結核をやっているのです。だから、肺がちょっとくらい減ったからといって、経験的にどうってことはないと考えました。肺に転移したのは腎臓がんだから、ゆっくりとしか大きくならないと大家先生も言っている。加えて、忙しく仕事もしているので、いっそのこと治療はやめよう、と。もう死んでしまってもいいかな、とも思ってね……。

「もう治療もやめたい」と言ったら、大家先生は少し怒っているように見えました。

その次の年、今年（二〇一一年）ですが、肺の転移巣はやや大きくなっていて、またあらたに数箇所に転移も見つかって、いよいよ、手術はしないと決めました。

今年の四月に近藤先生に受診したら、「もう治療しないことに私は賛成だ」と言ってくれた。「呼吸困難になり、水に溺れたようになるのですか」と尋ねたら、「君はそうならない」

といわれて、「もういいや」と私も納得した。

昔、専門学校に務めていたとき、同僚の一人が肺がんになったのですが、その人がいうには「東大病院の内科の先生が、『生活に差し支えなかったらそのままにしておいても構わない』と言っていた」と話していたのです。私は話を聞いていたから、生活に差し支えないのであれば、そのまま放置して生活していてもよい、という考え方もあるんだ、ということを学んだのです。腎がんと診断されるちょっと前のことです。

抗がん剤なんか飲んだら身体がだるくなってしまうのでしょう、私なんか一人で仕事をやっているのですから、身体がだるくなって仕事ができなくなったら、それでおしまいなのです。

近藤先生に言わせれば、抗がん剤もインターフェロンも、インターロイキン2《ツー》も効かない。僕も今年で六十九歳ですよ、人間は誰しも死ぬのです。効かない抗がん剤を飲んで、身体が思うようにならなくなるのなんて、バカらしくて。西郷隆盛、夏目漱石は四十九歳、坂本龍馬なんか三十二歳で死んでいるんだから、特攻隊の人たちなんか二十歳前後で死んでしまったのだから、私なんかもういいですよ。七十歳まで生きれば、もう十分ですよ。

近藤先生に、「七十五歳まで私は生きるでしょうか」と尋ねたら、「うん」と言ってくれたし。まぁ、わかんないけれどね。

腎がんは、二〇センチになってようやく気づいた人もいるくらいだから……。近藤先生も反省している、といっていたけれど……。

いまから考えると、もっと冷静になって、手術を受けないほうがよかったかもしれない。そのままにしていると破裂するとか、いうのですが、そんなの脅かしですよね。

もう一つ私が言いたいのは、手術をするとがんが転移する、と言うことです。大家先生に手術したから転移したのですといったら、憮然としていました。でも、手術前に肺転移はなかったのだから、明らかに手術で転移してきたと考えるのが自然と思います。近藤先生もおかしいよ。

私は友人に腎がんだと告げると、みんな、びっくりしてね。それでもずっとピンピンしているとおかしい、と思われるので、腎がんが肺に転移したことは、かえって親しい友だちにはいわないのです。よけいな心配がわずらわしいからです。

病院っていうのは、病人をつくるために一所懸命なんだよね。少しは反省しろ、といいたいよね。

私がつくったソフトというのは、「連枝《れんり》」という名前で、日本のオートメーションは、リレー回路で動いているのです。このリレー回路を一つのチップの中に入れるソフトをつくり、一応、特許もとったのです。これをつくるのでがんになったと思っています。

私は腎がんと告げられた六十歳のとき、あと三年は生きられるだろう、と思ったのです。そのときこの本『無門関の答え』（大法輪閣刊）を書けるだろうと思った。禅問答の解答集なのです。この本を書いて死のうと思った。実際はこの本を書くのにそれから四年、出版まででさらに三年かかった。これを書いて出版できたのも、近藤先生のおかげです。お礼をいいましたよ。大法輪閣のホームページの仏教書・臨済宗のサイトの中に紹介されています。

【解説】

なぜ手術を勧めたか

私も医者のはしくれとして、患者に良かれと思ってアドバイスするのですが、結果が裏目に出ることがあります。小林さんはその一人で、あのとき手術を勧めるのではなかった、と悔いています。手術後に転移が出現してきたからです（もし転移の存在が明らかであれば、手術は勧めなかった）。

ただ（転移が生じたという）結果を度外視して、いま仮にもう一度手術前の時点に立ったとき、小林さんにどうアドバイスするのがベターだったのか、今でも唯一解を見出せずにいます。カルテ記載に基づき、ポイントを解説してみましょう。

小林さんの腎がんのサイズは初診時が六センチで、私が診た腎がんの中では大きいほうです。

健康診断での超音波（エコー）検査やCTで発見されるケースが増え、その場合、二～三センチのものが多いのです。

腎がんを放置した結果については、幾つか報告論文があります。腎がんは放置しても差し支えないと考える泌尿器科医が少なくないわけです。その一つを見ると、百五十四患者における百七十三個の腎腫瘤を放置していて、直径の平均は二・五（〇・四～一二・〇）センチです。なお腎臓は左右二個あることも関係し、患者数より腫瘤の数のほうが多くなっています。

それら腎腫瘤を観察した結果は、成長速度が平均で年二・九ミリで、最大速度は年二・五センチでした。大きさが不変ないし縮小した腫瘤が、百七十三個中四十五個（二六％）ありました（Cancer 2009;115:2844）。

私が診た腎がん放置患者は十数人になります。直径が三センチ以下では、増大したのは一人だけで、他は不変でした。しかし発見時の大きさが五センチ、六センチと大きいと、増大するのが原則のようです。転移が生じて亡くなられた方も一人おられますが、計算すると、腎がん発見以前に転移が生じています。

それらの報告と（私の）経験から、①小林さんの腎がんは成長していく、②成長速度は比較的ゆっくりだろう、③一年で直径が倍になるようなことはない、と予測しました。その予想にもとづいて、小林さんと相談した結果、三ヵ月後にCTを撮ることになったわけです。

小林さんは、がんの原因を過労だと自己分析しておられますが、どうなのでしょうか。

この点世の中には「ストレスでがんになる」という言説が多いのですが、その信憑性《しんぴょうせい》には疑問符がつきます。というのも、がんは遺伝子の病気だからです。遺伝子が、タバコ、農薬、放射線、抗がん剤等、何らかの「物質」の影響で変異して、変異遺伝子が蓄積して生じるのががん細胞です。つまり発がんのためには、遺伝子に働きかける「物質」がなければならない。その点ストレスが、遺伝子を変異させる「物質」たりうるか疑問があるわけです。

さらに、仮に過労のようなストレスが発がんの原因になるとしても、一個のがん幹細胞が発生して、それが検出可能な大きさになるまでには、十年、二十年とかかります。したがって、がんが発見される直前（数年間）のストレスが発がん原因にはなりえないのです。もっとも、体のどこかに（かなりの大きさに育った）がん病巣が潜んでいて、ストレスがその成長を促すのではないか、という疑問は残ります。

さて本件最大のポイントは、手術に関する判断です。事実経過を少しおさらいしておくと、経過観察スタート時点（二〇〇三年六月）の腫瘍サイズは六センチ。同年九月のCTでは六五ミリと増大し、〇五年七月が七〇ミリ。〇七年八月は七〇ミリで変わりなし。ところが〇八年六月のCTでは、八センチになっていました。このとき、初めて手術の話を切り出したのですが、そうした理由はいくつかあります。

第一に、このままだと腫瘍はさらに増大し、背部痛などの症状が出てくる可能性があります。ただし小林さんの話にあった「あと○センチで膵臓の○○に達して○○を破壊する」という（放射線診断医の）報告は断定にすぎます。つまりCTでは、膵臓まであと何センチあるかは分かりますが、本当に達するかどうかは（推測になるので）断定できません。また仮に「膵臓の○○」に達しても、○○を破壊するかどうかはその時になってみないと分からないわけです。

第二には、腫瘍が八センチなのに、転移所見が見られなかった。乳がんの章で述べたように、臓器転移は初発巣が極めて小さいうちに生じるので、八センチという大きさまで転移所見が見られない小林さんの場合、体のどこにも転移がない可能性が高かったのです。仮に他臓器転移が発見されていたら、手術を勧めませんでした。

腎臓が二つあることが別の理由です。この点、胃袋のように一つしかなく、人にとって決定的な機能を果たしている臓器では、私のほうから全摘術を勧めることはありません。しかし腎臓は二つあるので、その一つを切除しても、残った腎臓（の機能）が正常ならば、人は普通に生活することができます。

最後に、精神・心理の問題があります。がんを放置して様子を見る場合、がんが増大してくると、がんは恐いという社会通念があるので、患者の精神面・心理面に大きな打撃を与えます。乳がんの章で、心理対策としての手術について解説しました（99頁）。腎がんの場合にも、片腎の摘出がＱＯＬを低下させないこととあいまって、心理対策としての手術がありうると考えています。

ただし腎がんの場合も、寿命を決めるのは臓器転移の有無なので、手術が絶対必要とはいえない。他方で、私が何も言い出さないと、患者さんのほうでは「まだ楽観していていいんだな」と思い込んでしまう可能性があります。私のほうは内心、このまま腫瘍が増大してＱＯＬが悪くなった段階で治療してくれと言われても困るな、そのときだとＱＯＬを回復させられるか自信がないな、と考えているわけです。

以上全部の考慮が、「そろそろ手術を受けたらどうでしょうか」というアドバイスに結実しています。小林さんは私が「手術を受けろ」と言ったと回顧されていますが、私はそのような断定的な言い方はしないよう普段努めています。もし断定したとしたら、私のミスです。

手術したら転移するのか？

ともかくも小林さんは手術に難色を示し、もう少し様子を見たいとおっしゃった。私のほうも、手術が絶対必要と考えているわけではないので、そのまま様子を見ることになりました。

そして二〇〇九年一月のＣＴでは、腫瘍は最大径が一〇・二センチになっていた。半年で二センチほど増大したわけです。小林さんは無症状で元気でしたが、私は再び「そろそろ手術をしたらどうか」「あんまり大きいと手術しにくくなります」と伝えました。――半年前に手術を拒んでいるのだから、このときは黙っているのがよかったかもしれない、というのが一つの反省点です。しかし本人は「手術したくない」と。「半年後に手術します」とおっしゃって帰られました。

その後小林さんは、二月にもう一度CTを受け、腫瘍の長径は一〇・四センチになっていました。それで観念したのでしょう、〇九年三月に左腎臓摘出術を受けられた。

術後の一〇年三月、CTで左肺に転移が疑われました。この段階では「疑い」ですが、同年八月のCTでは、両肺にあった結節様陰影が増大しているので肺転移との診断です。同年十二月には、両肺に多数の転移が認められ、一部が増大していました。しかし翌年（二〇一一年）三月のCTでは、前回（一〇年十二月）と大差なしとの診断です。

小林さんは「手術をするとがんが転移する」「手術前に肺転移はなかったのだから、明らかに手術で転移してきたのでしょう、決まっていますよ」とおっしゃっています。手術したら転移するのか。この問題を考えておきましょう。

手術したら転移する、という意味には二義あります。

一つは、それまで体のどこにも転移がなかったけれども、手術したらがん細胞が他臓器に転移し、それが育って出現してきた、という意味です。が、これまで本書で述べてきたように、転移といえどもそう急には大きくならないので、がん細胞が（転移して）他臓器にとりついた時期は、通常十年も二十年も前のことです。小林さんの転移は、手術後一年で発見されたので、手術したことにより（初めて）転移したのではないといえます。

手術したら転移する、という第二の意味は、どこかに潜んでいた転移が（手術を契機として）成長速度を速め、あっという間に大きくなって（検査で）見つかった、というものです。この考えには一理あって、その可能性はある、といわざるをえません。

ただこのことは可能性にとどまり、実証されていないのです。

この点腎がんでは、ランダム化比較試験（くじ引き試験）があります。臓器転移を持つ腎がん患者を二つのグループに分け、片方は手術せず、他方には腎摘出術を行いました。結果、腎摘出群の生存率や生存期間は、手術なし群に比べ劣っていなかった（Lancet 2001;358:966）。この臨床試験は、患者数が少ない等の問題を抱えていますが、それでも、腎がんにおいて手術が転移を促進するのではないことの証拠になるでしょう。

ただしこの結論を、がん手術一般に広げるのは危険です。食道がん、胃がん、子宮がん等の（一つしかない）臓器と周辺のリンパ節を摘出する手術は、腎がん手術とは比べものにならないほど体力を消耗し、ＱＯＬが落ちるからです。実際にも胃がん手術で腹膜転移がんの成長が促進されることについては、胃がんの章（5章）で解説しました。

それにしても、手術すると転移するという考えはなぜ（一般の方々の間に）広まっているのでしょうか。一つには、人は何かの結果が生じると、それに一番近い事象や事件に原因を求めたくなるからです（入学試験に落ちたのを、それまでの勉強不足や実力不足ではなく、試験前夜の睡眠不足のせいにする等）。

医学的事項に関し、直近の事象や事件に原因を求める考え方は、たとえば食中毒のときには正当です。しかし、がん初発巣や転移巣は、何年もかけて育ってくるので、直近の事象や事件に原因を求めると、間違えることが多いのです。

第二には、手術してすぐに転移が見つかるケースが実際非常に多いことも関係しているでしょう。しかし手術後すぐに転移が発見されるのは、いわば癌の宿命なのです。

というのも（本書の諸処で述べてきたように）、がん細胞が発生して間もない時期に転移が生じるので、初発巣が（症状や検診をきっかけとして）発見される大きさになる頃には、転移巣も相当の大きさに育っているからです。実際の統計でも、転移出現時期は、手術後一〜二年以内が一番多いのです。

そのうえ外科医たちは、転移の存在が明らかなケースでも手術してきた。これに関し、最近つぎのような経験をしました。

二〇一一年七月の外来に七十五歳のF子さんがやって来ました。聞くと、下血で直腸がんを発見され、都立駒込病院の大腸外科で人工肛門をつける手術を受けたが、多発性の肺転移があり、抗がん剤治療を勧められているというのです。抗がん剤は無効・有害だから止めなさいとお話ししましたが、手術の経緯を聞いて愕然《がくぜん》としました。外科医は、肺転移の存在が分かっているのに、直腸切除術をしたというのです。

手術前後の経過を詳しく聞くと、二〇一一年五月に行ったCT検査で肺転移を発見したらしいが、外科医は手術を勧めた。それで六月十六日に、直腸切除術と人工肛門造設術が行われた。この手術では、腹壁にくくりつけた大腸の端から便が出るようになるので、腹壁に（常時）集便袋を装着しなければならなくなります。そして六月三十日のCTで、両肺に七つの転移があると言われた、というのです。

ただ初診時には、術前の五月に撮ったCTを持参していなかったので、病院に照会状を書いて取り寄せました。そして術前のCTを見ると、転移と思われる陰影が複数個ありました。――仮にCTで認められた転移が一個だったとしても、直腸切除は非常識です。CTで発見される肺転移の背後には、無数の（さらに微小な）転移病巣が控えていることが圧倒的多数（というより、ほぼ全部）だからです。

その上F子さんには、少量の下血はあったものの、排便困難はなく、QOLは一〇〇％良好でした。肺転移があるので、直腸の手術が必要とならないまま最期を迎えられる可能性もあったのです。それなのに直腸切除をされたので、集便袋の装着を一生強いられることになり、QOLは著しく悪化してしまった。

これが「都道府県がん診療連携拠点病院」という重要施設に認定されている病院での出来事ですから、驚いてしまいます。そこから推して、似たような診療・手術をしている病院が少なくないと思われます。手術後すぐに転移が生じた患者・家族は、術前のCT等を借り出して、別の医者に診てもらうとよいでしょう。

小林さんに話を戻します。小林さんの腎がんの大きさは、手術時点で一〇センチ強。一年後に出現してきた肺転移は、数ミリの大きさです（一ミリ大のものは、CTで診断不能）。小林さんの初発巣の増大スピードから類推して、肺転移の（手術時の）大きさは、一ミリ前後と思われます。――とすると、初発巣と転移巣との大きさの比は百対一。初発巣が一ミリ（一〇〇〇ミクロン）のときに転移が生じた計算になりますが、転移が生じる時期としては限界的事例です（前掲『再発・転移の話をしよう』参照）。仮に腎臓の検診を定期的に受けていても、転移発生は防げなかったことになります。

いずれにしても、術後一年で転移が出現したのですから、手術を延ばしてもう一～二年待てばよかったと、今は思ってます。その意味で、私の我慢が足りなかった。放置療法の原則通り、症状が出るまで待って対処法を考えればよかったと反省しています。

「リード・タイム・バイアス」と術後検査

さて、小林さんのこれからをどうするか。これまで術後CTを含め泌尿器科外来で定期診察を受けていたのですが、二〇一一年三月のCTを撮った後、今後の方針を相談したいといって私の外来を訪れました。

私はまず、抗がん剤や分子標的薬を断ったことに賛成しました。現在無症状だし、転移が多数あるので、放射線治療等で肺を治療することも非現実的です。このようなケースでは、ふたたび無治療・放置に戻って、様子を見るのが一番でしょう。再発・転移した場合にも、がん放置というのは有力な選択肢なのです。問題は、検査をするかどうかです。

臓器転移を放置する場合、経過観察の方法には三法あります。

一つは、CTを用いて定期検査をします。小林さんに対し泌尿器科医が行っていた方法で、小さな病巣を発見することができます。すると、転移発見時から亡くなるまでの寿命は（無検査の場合より）長くなりますが、それにはトリックがあります。説明しましょう。

たとえば固形がんの肝転移があって、治療しなければ二〇一二年七月に死亡する運命にあると仮定します。この方のお腹が張ってきて二〇一二年一月にCT等の検査をしたら肝臓の大部分を占める転移巣が見つかった。しかし患者の希望もあり、積極的な治療はしないで緩和ケアに徹し、運命どおり二〇一二年七月に亡くなられたとします。

次に、もしこの方が定期検査を受けていたら、五年前の二〇〇七年七月に直径一センチ大の転移巣が発見されるとする。その場合、定期検査を受けるくらいだから、何か治療を受けるでしょう。しかし手術をしても、次から次へと新たな肝転移が出現するのが普通ですし、抗がん剤は毒性で苦しむだけで寿命は延ばさない。結局、亡くなるのは二〇一二年七月で、無治療の場合と変らないことになります。何をしてもゴールは先に延ばせないのです。

ただし、転移発見時から亡くなるまでの期間は、前者では六ヵ月、後者では五年となって、CT定期検査を受けていたほうが断然長生きしたように見えます。しかし、無検査の場合とゴール時点は変らないので、これは一種のトリックです。これを「リード・タイム・バイアス」（先行期間による偏り）といいます。近時（昔に比べ）転移がんの寿命が延びたという話は、すべてリード・タイム・バイアスで説明できるでしょう。

このバイアスの存在は、われわれに深刻な問いを突きつけます。はたして術後検査を受けるべきかという問いです。検査を一切受けなければ、転移が（水面下で）大きく育って、診断とともに余命数ヵ月と言われかねない。

他方、術後検査を定期的に受けていれば、転移は小さいうちに発見できる。それで余命が延びるようにも感じるでしょう。しかし、亡くなるまでの期間が長いものだから、その間、絶え間なく、転移の増大や死の恐怖におびえなければならない。

また往々にして、その間ずっと抗がん剤漬けになりがちなことも問題です。抗がん剤を使い始めてすぐに毒性で死亡する方が少なくないことから見て、長く続ける人は多少とも寿命を縮めるはずで、それでは運命で決められた日（前掲の例では二〇一二年七月）までたどり着けなくなります。

また術後検査の対象には、「もどき」の患者も多数含まれており、彼ら／彼女らの心理的・肉体的負担も問題になります。つまり、もどき患者は（転移がないので）初発巣を治療した後は健常人と同じですが、検査を受けると、そのたびに（再発・転移が発見されたらどうしよう）という恐怖や不安におびえなければならないのです。このストレスを避けるため、検査を受けない人も大勢おられます。

肉体的負担とは、検査の（客観的な）害をいいます。術後検査に頻用されるCTが最たるもので、検査を受けるたび放射線被曝が積み重なっていきます。この点福島原発事故後の議論で、①放射線被曝には発がんの危険があること、②これなら安全というレベルはないことが公に明らかになりました。

が、そこで議論の対象となった年間一ミリシーベルトとか二〇ミリシーベルトという基準値（の候補）など問題にならないほど、CTは被曝線量が多いのです。造影剤を使って全身を検査すると（CT装置にもよりますが）一度で五〇～一〇〇ミリシーベルトを超える可能性もあります。術後に転移が体のどこにも潜んでいない「もどき」の患者にとっては、CT定期検査は発がん促進剤を用いているのと同じです。小林さんのケースに戻りましょう。

小林さんの肺転移に関する第二の方法は、すでに述べてきましたが、検査をしないでおいて、何かがんによる症状が出てきたら検査するという方法です。症状が出てくると、残された時間が少ないのが欠点ですが、割り切れるなら、一番自然な方法です。転移がある本物のがんは治らないので、見つけるのが早くても、遅くても、本来の寿命は変らないのですから、一番理論的な方法でもあります。

ただこの方法は、転移の存在が明らかでない段階であれば、患者に受け入れられやすいのですが、小林さんのように転移があることがはっきりした後には、患者心理として、なかなか採用しにくい面があるようです。

そこで第三の選択肢として、CTではなく、胸部レントゲン撮影で検査していく方法があります。これだと転移が一センチ程度の大きさにならないと写らないのですが、それでも治療しようと思えば、手術や放射線で十分治療できます。

小林さんの場合、第三の方法を選ばれたので、半年に一度胸部レントゲン撮影をすることになりました。胸部レントゲン撮影の被曝線量はCTの数百分の一ですみます。

7章　膀胱がん

日本ではほとんどの癌が手術を標準治療としています。そのため臓器の摘出によって、不自由な苦しい生活を強いられる人が跡を絶たないのですが、進行した浸潤性膀胱がんもそのひとつです（浸潤＝侵入）。浸潤性膀胱がんでは、膀胱が全摘されてしまうからです。

しかし、手術ばかりが癌への対処法ではありません。膀胱全摘を拒み、快適な生活を送られている方を紹介します。

【ケース】膀胱全摘を拒否して放射線治療を

Gさんが（わずかな）血尿に気づき、最寄りの病院で「膀胱がんの疑い」を指摘されたのは、九年前の二〇〇二年暮れ、七十二歳のときのことです。

膀胱がんは膀胱壁のもっとも内側の粘膜に発生し、進行するに従ってその外側の粘膜下層、筋層、そして腹膜へ浸潤していくとされています。そのうち浸潤が粘膜下層までにとどまるものを「表在性膀胱がん」、その外側の筋層以深へ浸潤したものを「浸潤性膀胱がん」として大きく二つに分けている。前者が早期がん、後者が進行がんに相当します。

Gさんの膀胱がんは膀胱鏡や超音波、CT等の検査により、複数個見つかり、最大のものが直径約四〇ミリ。その一部が「筋層へ浸潤か？」と疑われ、「浸潤性膀胱がんの可能性が高い」と診断されたのです。

こういう場合、検査者は十中八九浸潤があると考えています。そのため、「浸潤か？」の段階でも、泌尿器科医は膀胱全摘術を勧め、実施するのです。そして手術してみると、浸潤が存在することが圧倒的多数です。Gさんも後に行った検査では、浸潤していると断定されています。

日本では、浸潤性膀胱がんの治療は手術による膀胱全摘がベストとされている。尿をためて排出するための膀胱を、がんもろとも摘出することで命を救おうというわけですが、その必要性・合理性には疑問があります。

重要なのは浸潤性膀胱がんにも、他の臓器へ転移している「本物のがん」と、他臓器へ転移しないため最小限の治療ですむ「がんもどき」の二つがあることです。

前者（本物）ならば、せっかく膀胱を切除しても、転移のために命を落とします。後者（もどき）ならば、もともと命の危険はないので、膀胱全摘術によって生活の質（QOL）を落すだけの結果となります。

Gさんはそうしたことを私の著書や知人のアドバイスから知り、慶応大学病院の私の外来を訪ねてこられました。

膀胱は約三〇〇ミリリットルの尿をためられる伸縮性の高い臓器です。膀胱がんの初発巣がどんなに大きくなっても、尿をためたり排出したりする膀胱の機能が維持されている限り、命にかかわることはありません。

というのも今日、膀胱がん患者の直接的死因は、肺転移、肝転移などによる呼吸不全、肝不全などがほとんどだからです。他臓器へ転移していなければ、膀胱に生じた初発巣の増大は、種々の方法で対処することが可能です。したがって初発巣の増大が原因で死亡することはまずあり得ないのです。

Gさんが膀胱全摘術を拒み、当面、無治療のまま経過を見ることにされたのは、賢明な選択だったといえます。血尿はもともとわずかだったこともあり、やがて消失し、尿を気にせず通常の生活を営んでおられました。

「手術を拒んで経過観察を選択したため、私はそれまでとまったく変らない日常生活を送れています。むしろ膀胱がんと診断されたことをきっかけに、年二回の海外旅行を四回に増やしたのは僥倖《ぎょうこう》だったと思います」と語っておられます。

Gさんが膀胱がんに対する放射線治療を受けられたのは二〇一〇年の二月、初診から八年目のことです。他臓器への転移も認められないまま推移してきたのですが、前年から（はっきりした）血尿が見られるようになったからです。膀胱初発巣からの出血が原因です。

MRIで検査すると、筋層以深への浸潤があるものの、腫瘍の大きさは四三ミリで、初診時の大きさ（四〇ミリ）と大差ありませんでした。私は、血尿といっても命の危険は全然ないので、様子見を続行してもいいと考えたのですが、ご本人が治療を希望され、放射線治療をすることになりました。

Gさんの放射線治療は、最初に受診された病院に依頼しました。高齢でもあり、慶応病院まで毎日（往復四時間かけて）通うのは大変なのが一因です（放射線は外来治療が原則）。この病院の放射線科医は、たまたま以前から膀胱がんの治療を頼んでいる関係にあったというのも理由です。

Gさんは、膀胱全摘を勧められ逃げ出した病院でもあり、行ったら切られてしまうのではないかと心配されました。が、「主治医になるのは放射線治療医だから、全摘されることはありませんよ」とお話しし、納得されたようです。

放射線治療は、通院で週五回、六週間にわたって行われました。それにより、腫瘍は消失し、現在まで再発の徴候は認めません。後日聞くと、病院では泌尿器科医も診てくれ、膀胱全摘術を勧められたが、嫌だというと、放射線治療に協力してくれたそうです。

【解説】

膀胱全摘術の問題点

Gさんの浸潤性膀胱がんは、八年の間に、四〇ミリから四三ミリへと、わずかに大きくなっただけです。これは、ここまで本書を読まれた読者にとって格別不思議な現象ではないはずです。むしろGさんで検討すべきは、治療法です。

以下では、浸潤性膀胱がん治療について、①膀胱全摘術の方法と問題点、②日本の現状、③放射線治療のやり方、④放射線治療はどこで受けられるか、等について解説していきます。

膀胱全摘術（以下、単に「全摘術」）は、開腹して膀胱を切除し、尿路を変更する手術です。と書けば簡単ですが、様々な合併症があり、QOLを落とします。

全摘術の術後合併症としては、腹腔内膿瘍や腸閉塞（イレウス）など、腹部手術一般に見られるものがあります。発症頻度は病院や術者によりますが、上手といわれる術者でも一定程度は生じるものです。

最大の合併症は「手術死」で、裏口退院する率は一～四％程度にもなる。高齢であるほど、死亡率は高くなります。

別の合併症は、性機能の喪失・低下です。男性では、勃起機能、射精機能が障害されますし、女性も膣まで切除されてしまう場合があります。

それら合併症を度外視すると、QOL悪化の最大原因は「尿路変更術」です。膀胱を切除してしまうため必然的に行われる手術ですが、下腹部の皮膚にくりつけた尿管から出る尿を受けるため、集尿袋を装着する必要があります。

そうなると、日常生活は大変不便なものになり、ライフ・スタイル自体が変ってしまいます。袋と皮膚の接着部位が少し緩むと尿が漏れてしまうので、細心の注意が必要ですし、ときどき袋を空にする作業も煩雑です。また、種々の刺激で皮膚がかぶれ、かゆみが生じます。

かゆみは大変つらいものです。集尿袋の装着場所が不変なので、皮膚を休めて治癒に導くことは難しく、かゆくて堪らないけれども引っかくこともできない、しかし無意識のうちに引っかいて、かゆみを悪化させる、という悶々とした状態が続くことになります。

ライフ・スタイルがあまりに変ってしまうため、患者は通常、身体障害者と認定され、年金が支給されます。Gさんはがん放置期間中、年四回も海外旅行をされていましたが、全摘術を受けていたら可能だったでしょうか。

泌尿器科医たちも、患者がなるべく自然な形で排尿できるよう、工夫してきました。「新膀胱造設術」がそれで、小腸や大腸の一部を袋状にして「新膀胱」とし、それを尿道につなげるのです。これならば通常のやり方で排尿することができます。

しかし十分ではなかった。第一に、膀胱全摘のとき尿道まで切除することが多く、新膀胱造設術が可能な患者は全体の一部です（全国平均で二割程度）。

第二には、尿を排出するためには相当の努力を要し、排便のときのようにいきんだり、下腹部を手で押す必要があります。それでも排尿できない場合には、細い管（カテーテル）を尿道に差し入れて排尿することになる（自己導尿）。

第三に、尿漏れが結構多いのです。日中は漏れない人がほとんどですが、夜間就寝時に漏れる人が四割程度おり、その場合、オムツを当てることになります。

このような問題点があるので、患者自身が評価したQOLや満足度は、集尿袋を装着した人たちのそれと変らなかった、という調査結果があります。

このように膀胱を全摘すると、いろいろ工夫しても、臓器機能を完全に回復することはできません。諸臓器がんの手術に共通する一般則です。

そのうえ全摘術までしても、浸潤性膀胱がんの予後は不良です。治癒の目安とされる五年生存を果たす患者の割合は、全国平均で五割以下です。もっと良好な数値を報告する病院もありますが、転移が出てこなさそうな患者や、全身状態の良好な患者を選別しているから良好なのであって、褒められたことではありません。

手術しても成績が不良なのは、がんの性質が原因です。浸潤性膀胱がんは、肺、肝、骨等の他臓器に転移していることが多く、それが死因となります。膀胱の初発巣自体は（仮に放置後）増大しても、（それによって引き起こされるはずの）腎不全には対処法がいろいろあるので、放置した場合に初発巣が死因になることはまず生じないのです。

泌尿器科医たちの放射線治療への無経験・無知

全摘術にはいろいろ問題があるため、ヨーロッパや米国では、放射線治療が盛んです。報告論文を見ても、治療成績は全摘術のそれと同等以上です。排尿機能に関し自然の膀胱に勝るものはないので、放射線が第一に選ばれるべき治療法です。

具体的には、体の外から患部に放射線をかけます。外来通院で実施でき、一回二グレイという線量を毎日、週五回、総線量が五〇～六〇グレイ程度になるまで照射します。陽子線や重粒子線など特別の治療装置は必要なく、従来から用いられている直線加速器（ライナック）という装置で十分です。

注意点が幾つかあります。一つは、放射線と抗がん剤を併用する場合があることです。抗がん剤を使うのは、放射線の効果を高めることが目的で、転移を叩くためではありません。併用療法を提案された場合、膀胱を残してもらえるのですから、拒絶するには及ばないでしょう。ただ高齢者では毒性が強くでるので、放射線（単独）治療が適当であるように思います。Gさんも放射線（単独）治療でした。

注意点その二として、抗がん剤併用の場合、放射線治療の途中で腫瘍の縮小程度を調べ、縮小が不十分なら全摘術に切り換えるという方針の病院があります。しかし、放射線の（腫瘍縮小）効果の全体は、しばしば放射線治療が終了した後でないと分かりません。その場合、もし放射線治療の途中で（腫瘍縮小）効果を判断すると、放射線で将来腫瘍が消失するはずのケースで全摘術が行われることになってしまいます。したがって、治療の途中で「効いていない」と泌尿器科医に言われても、最後まで放射線をかけてもらうように頼みましょう。

別の注意点は、病院紹介本やネット等で放射線治療をしているとして紹介されている病院でも、対象となる（膀胱がんの）範囲がとても狭いことがあります。そういう病院へ行くと、「あなたのがんは放射線治療の対象外です」と言われて、全摘術を勧められてしまう。しかし浸潤性膀胱がんの場合、すべての患者が放射線治療の対象になりえます。

そもそも、がんは転移がある「本物のがん」と、転移のない「がんもどき」のどちらかです。前者であれば、どういう治療をしても治らず、後者であれば、かりにがんを放置しても死なないので、結局、どういう治療であろうと、治る率に変りはないのです。だったら膀胱を残す方法を選ぶのが得策です。それで万一腫瘍が残存したら、そのとき手術を検討すればよい。初回治療としての膀胱全摘術は不要な時代になったといえます。

しかし日本の現状は、理想にはほど遠い。浸潤性膀胱がんは一〇〇%が放射線治療ですむのに、実際に受けているのは、全患者のせいぜい五%程度と思われます（もっと低率かもしれない）。大学病院やがん専門病院でも、全摘術だけを行い、放射線治療は一顧だにしない泌尿器科医が多いのです。

泌尿器科医が放射線治療を採用しないのは、実施してみて駄目だったからではなく、行ったことがないのが一因です。それでこんな話を聞きました。

私の（乳がん）患者の父親が膀胱がんと診断されたとき全摘術を断ったら、担当の泌尿器科医に「手術しても苦しむことがあるのに、手術しなければどんなに苦しむか分からない」と言われたそうです。その方はご自身で地元のがんセンターの放射線治療科を訪ね、放射線治療の約束を取り付けたのですが、まもなく転移が出現し、そのうえ脳梗塞まで発症して、結局、放射線治療を受ける機会がないまま亡くなられました。

死亡後に泌尿器科医は娘さんに、「がんは悪性度が高く、もし手術をしていても助からなかったでしょう」「何も治療を受けない患者さんは診たことがなかったので、どうなるか分からなかったけれど、苦しまれなくて良かったですね」と話されたそうです。放射線治療を受けた患者も診たことがなかったのですと。

非常に率直な告白で、泌尿器科医たちの（放射線治療に対する）無経験と無知がよく分かります。このような日本で、浸潤性膀胱がんと診断されたら、どう行動したらよいのでしょうか。

本書の読者が真っ先に思い浮かべるのは、何かあったら私の外来を訪ねるというものでしょう。しかし私は二〇一四年春に定年を迎え、その後は診療に携わる予定がないので、二〇一〇年末から、新たな患者の主治医になることを止めています。それで生じたのが、次のような出来事です。

患者の合理的選択が標準治療を変えていく

二〇一一年のある日、浸潤性膀胱がんの男性（Jさん）が、都内の膀胱がん治療で名高い（がん専門病院や大学病院の）泌尿器科を何軒も廻ったが、どこでも全摘術を勧められ（途方に暮れて）私の外来に相談に来られました。聞くと、放射線治療に好意的なことを言っていたのが東京女子医大の泌尿器科ただ一軒だったそうですが、いざ治療を受けたいと言ったら、手のひらを返すように全摘術を勧めたのですと。

もっとも、好意的なことを言っていたのだから脈はあるだろうと思い、私は、その病院の放射線科の教授に（治療してあげてくださいとの）紹介状を書きました。直接頼めば何とかなると思ったのです。

ところがしばらくすると、患者が戻ってきた。教授に会ったが、「全摘術が標準治療だから、泌尿器科医の言う通りにしなさい」と言われたと。しかし、「貴方が強く希望するのであれば、やってあげないこともない」とも。

こういう場合放射線科医は、泌尿器科に遠慮しているのですね。病院内の和を大事にする放射線治療医が多いのです。――もう少しはっきりいえば、患者を握っている外科医、婦人科医、泌尿器科医、耳鼻科医たちより弱い立場に置かれ、言いたいことも言えずに黙っている。

さてJさんには、「それは泌尿器科に遠慮しているのだから、放射線科医が積極的に治療を開始した形にするのはよくない」「患者自身の強い希望でしぶしぶ放射線治療を始めたという形をつくる必要がある」「もう一度放射線科を訪ねて、どういう結果になろうと構わないので、どうか放射線治療をしてください、と再度言いなさい」とアドバイスしました。

Jさんは、その後しばらく来られなかったので、やれやれ一件落着と思っていたら、あるとき放射線科の外来治療棟でばったり会いました。なんでも、向こうの病院で放射線治療をしてくれることになったが、途中のやり取りに嫌気がさし、慶応病院の泌尿器科の門を直接叩いた。泌尿器科では、膀胱鏡で見ながらがん腫瘤を削る手術をして、そのあと、放射線科の（私とは）別の医者に依頼して、放射線治療が始まったところだと言うのです。

希望通りの治療が受けられるようになってよかったと心から思います。ただ泌尿器科医が多分知らないことなので一言しておくと、膀胱鏡でがんを削る手術は、放射線治療の前には不要です。がん腫瘤をそっくり残しておいても、膀胱がんは放射線感受性が高いので、十分やっつけられます。逆に、がん腫瘤が削り取られていると、がんの部位だけを狙って精密な放射線治療をしようとしても、膀胱粘膜面が平らになっているので（目標がなく）精密治療が困難ないし不可能になる欠点があります。本書を読んでいる泌尿器科医におかれては、是非がん腫瘤を残したままにしてください。

Jさんの話を聞いて、私は少しほっとしました。慶応病院の泌尿器科では、かつて全摘術が全盛でしたし、患者から「切り裂きジャック」という仇名をつけられた医者も在籍していました。それで私は、膀胱がんの新患が来たとき、当院の泌尿器科に診てもらう気にはならず、かといって放射線治療をするには泌尿器科医の協力が必要なので、別の病院に患者を紹介していたのです。

それが今回、泌尿器科医が放射線治療を主導したのは、代替わりしたのか、考え方が柔軟になったのか、いずれにしても喜ばしい。時代が動く予兆でしょう。

というのも私は、乳がんの乳房温存療法で似たような経験をしているからです。

かつて乳がんは、乳房のみならずその裏側の筋肉まで全摘する「ハルステッド手術」が全盛でした。私が八〇年代に乳房温存療法を唱導しだした頃は、温存療法の全国実施率はほぼゼロだったのです。

それに憤りを感じて私は、「乳ガンは切らずに治る――治癒率は同じなのに、勝手に乳房を切り取るのは、外科医の犯罪行為ではないか」という論文を「文藝春秋」（八八年六月号）に載せたのですが、外科医たちは猛反発。慶応の外科教授も激怒し、私の上司である教授を呼びつけ叱責しました。どうしたことか、それに同調する放射線治療医まで出現し、「近藤先生は医の倫理からはずれているのでは」との声すらありました。

しかし私には確信があった。温存の道があるという情報を得た患者たちが理性的に行動し、やがて日本の乳がん治療を変えていくと。――実際、現在では、ハルステッド手術は廃れ、乳房温存療法が標準治療になっています。

その経験に鑑みると、今回のJさんの行動は、膀胱がんで放射線治療が標準治療になる先駆けだと思われるのです。しかし問題は、放射線治療がいつ標準治療になるのか、です。十年なのか、それとも五十年かかるのか。それはひとえに、膀胱温存を求める患者たちが、どこまで理性的かつ主体的に行動できるかにかかっているでしょう。

終章　がん放置の哲学

まずは様子を見よう

読者は本書を読まれて、がんへの恐怖や不安を克服できたでしょうか。想像するに、これは感情の問題なので、打ち勝てた方は少ないと思われます。それでも、がん放置を実体験した人たちの声に接し、恐怖心を以前よりもコントロールしやすくなったのでは。

ところで、もし読者が「がん放置療法」に賛同される場合でも、将来がんと告げられたときに何が何でも放置を貫くぞ、と力む必要はありません。がん放置療法の要諦は、少しの期間でいいから様子を見る、という点にあるからです。

その間に、がん告知によって奪われた心の余裕を取り戻すのです。そして考えましょう、がんの本質や性質を。

この点、がんは老化現象です。年齢を重ねるなかで遺伝子変異が積み重なった結果が癌なので、年齢が高くなるほど発がん頻度が上がるわけです。そして老化現象だから、放置した場合の経過が比較的温和なのです。

ただ本物のがんの場合は、老化現象の究極として、いずれ死を呼び寄せます。しかしその場合も、なりゆきを癌に委ねれば、自然の摂理に従って人生を完結させてくれます。

とはいえ、生きていた一人の人間が亡くなるというのは、肉体面の大事業です。それで死が近づくと、体に多少の軋《きし》みが生じ、苦痛等の症状が生じることがあります。しかし、脳卒中や心筋梗塞のような老化現象も（即死でもしないかぎり）種々の苦痛や不自由が生じるので、がんで症状が出ること自体は仕方がないでしょう。

大事なのは、がんでは症状が出ても、緩和の方法が確立していることです。それゆえ（痛みに対し鎮痛剤ではなく抗がん剤を用いるがごとき）治療法選択の誤りをおかさなければ、ＱＯＬを回復させられます。

熟慮期間中には、手術や抗がん剤等で積極的にがんを治療する場合の不利益も考えましょう。この点、がんを叩くための積極的治療を受ければ、心の安堵を得られることは確かです。が、人間の体は、医学とは無縁なままに進化してきたので、手術、抗がん剤、放射線等で治療されることには慣れていない。そのため、合併症や後遺症が生じるのです。

そもそも、がんは自分自身の一部です。それを叩こうとしたら、体のほうが参ってしまうのは当然です。したがって治療法に数種の選択肢がある場合、なるべく負担の少ない方法を選ぶのが長生きするコツであるわけです。その場合、がん放置療法は有力な選択肢になります。

がん治療を受けた場合の利益については、医者のほうであれこれ強調するはずです。ただ疑いましょう、医者が言う治療法が本当に自分に向いているかどうかを。医者の言葉に裏がないかどうかを。胃袋を全摘して本当に長生きできるのか、集尿袋をつける手術に意味があるのか等、根本を疑うことが大切です。

少し様子を見る間に、セカンド・オピニオンを求めることも肝腎です。そうすれば、臓器を残す道も開けるでしょう。また早期がんと言われた場合には、誤診が多いので、組織標本を別の病院でもう一度調べてもらうことを心がける（32頁参照）。誤診と分かれば、治療そのものの必要性が消滅します。

そうこうしているうちに、時間はあっという間に過ぎます。患者・家族としては、その間にもがんが進行しないかどうか心配でたまらないはずです。しかし本書で知れるように、数ヵ月の間に症状が出てそれが急速に悪化することは希です。進行がんでも原則として、急に大きくなるものではないのです。

もちろん進行がんの希な例外として、急速に増大するため（診断から死亡まで）数ヵ月というケースもあります。が、そういう癌は、ほとんどが最初から種々の症状があるので、ここでいう放置療法の対象ではない。放置療法は無症状の人を対象としているからです。

付言すれば、無症状であっても、急速に増大する癌は、ほぼ全てに転移があるので、治療しても結果は同じです。積極的な治療を受ければ、合併症で苦しむだけなので、放置して緩和治療に徹することが妥当です。

様子を見始めた場合、心配ならば、三ヵ月後とか六ヵ月後とかに、もう一度検査をしてもらうのが一法です。もし最初の診断が早期がんなら、がんと診断されたことを秘して別の病院で精密検査を受ければ、あるいは、別の機関でがん検診を受ければ無罪放免となることも少なくない。早期がんを典型とする癌の診断はそれほど不安定だからです。

このように、少し様子を見るだけで、得することはたくさんあります。

様子を見る間に、万一がんに起因すると思われる症状が出てきたら、病院に戻ることを検討しましょう。しかし、戻ることが必須ではありません。人は、自分自身の主なので、たとえ癌であっても、どう振舞おうと自由だからです。

がんを放置するのは愚かしい行為ではありません。それは、無神経で粗野な医者たちに人格や体が蹂躙《じゅうりん》されることを避けるための最善の方法であり、人としての尊厳を回復する特別の処方箋なのです。

また、治療の合併症による苦痛や治療死から完全に逃れることができる唯一の方策です。がんを放置することは、思慮に欠ける行為でもない。むしろ、がんが「もどき」と「本物」に分かれるという、がんの実体に最も適した対処法です。

とはいえ、がん放置療法を実行するには、医者の無理解や反対を乗り越える等、種々の苦労があるでしょう。ことに問題なのは、周囲の無理解です。家族や友人・知人が、「がんを放っておくなんて信じられない」「転移しちゃうわよ」「すぐ死んでしまうぞ」「放っておいて後悔した患者を知っている」等、ありったけのことを言ってきます。それでも放置を貫いたら、友人・知人と絶交状態になったという話も聞きました。また私の外来では、診察のたびに、患者である娘に（心配そうに）付き添ってくる母親もいます。

そういう人たちは、がん放置療法について深く知らず、旧弊な社会通念に支配されているだけである可能性があります。それでも患者本人と、個人的な関係を結んでいるだけに、対応するのが厄介であるわけです。

私からみると、体のことに関しては患者本人が一番熱心に考えているのだから、質問されたとき以外は、他人がああだこうだ言うべきではないと思うのですが、個人主義が未発達のこの国では、なかなか難しいようです。

したがって、がん放置の道を選ぼうとする人は、よほど理論武装する必要があるでしょう。

が、少し智恵をつけると、もし周囲との軋轢を避けたいなら、「私は放置を貫くぞ」と高らかに宣言するのではなく、「手術に納得できないので、ちょっと様子を見たいだけです」とでも言っておき、少し間があいたら「変りがないから、もっと様子を見てみたい」とでも伝えて、放置期間を少しずつ延ばしていくのが一法です。

以上を要するに、がん放置療法は、患者だけで実行できる唯一の合理的な療法です。「患者だけ」というのは、原則として医者の力を借りずにすむからで、現代医療において医者たちに奪われた（自分の体に関しての）自己決定権を取り戻す究極の方法です。また、民間療法その他いかがわしい療法と異なり、科学的根拠を備えた「合理的な療法」であるわけです。

いずれにしても、がん死亡が増えている現在、私たちは、がんやがん治療に対する考え方を根本から見直す必要があるでしょう。その際、がんの本質を見直すことはもちろんですが、もっと広く人生観・世界観を涵養《かんよう》するための哲学が求められているはずです。ある種の諦観を持つのでなければ、医者や検査に振り回されてしまうからです。

これに関し私は、『患者よ、がんと闘うな』である提案をしました。高齢社会となった今、一層妥当するはずの哲学です。それが心に響いた、共感したとの（がん患者読者の）感想が多かったので、再掲して本書を締めくくることにいたします。

がんと闘うことなかれ

本書（『患者よ、がんと闘うな』）では総じて、現行のがん治療の負の側面を述べてきました。その内容に得心された方も多いようですが、反面、治る夢が打ちくだかれた、がん治療の将来に希望がもてなくなった、などのお便りも連載中にいただきました。そのような反応があることは当然予想していましたから、連載を始めることは本当に心苦しいかぎりでした。

それでも筆をとることにしたのは、患者たちが手術による合併症・後遺症や抗がん剤の副作用で苦しみ、治療のせいで亡くなった患者の家族が悲嘆にくれている現状があるからです。それらの治療が妥当でも必要でもなかったとしたら、それに気づいた専門家は、世に知らせる責任があると考えたのです。

人は夢や希望をもつことが大切、とよくいわれます。しかし、ことがんに関しては、それは当てはまりません。いやむしろ、夢や希望をもつことは有害とさえいえるでしょう。なぜならば、夢や希望にすがった結果、からだを切りきざまれ、たんなる毒でしかないものを使われてしまうからです。

人はいつか必ず死ぬのですから、宇宙の悠久の歴史からみれば、数年や数十年の延命などいかほどの意味もない、どういう医療をうけようが同じではないか、という見方も可能かもしれません。しかし、ひとつだけ大きな違いがあります。それは、医療の内容によって、あとで後悔するかしないかが違ってくる、ということです。

私は医療で一番大切なことは、だれ一人として後悔しないし後悔させないことだ、と考えています。せっかくよかれと思ってつらい治療をうけたのに、あとで後悔するのでは悲しすぎます。その場合、後悔したのは、現状認識や将来予測と治療の結果とが食い違ったためです。したがって後悔しないためには、がん治療の現状を正確に知り、がんの本質を深く洞察することが必要になるのです。できることとできないことをはっきりさせて人々に知らせるのも、科学としての医学の役割でしょう。

これまで患者や家族が悲痛にあえいできたについては、がんと闘う、という言葉にも責任があったように思われます。つまりこれまで、闘いだから手術や抗がん剤が必要だ、と考えられてきたわけですが、そのために過酷な治療がおこなわれ患者が苦しんできた、という構図があります。

しかし考えてみれば、がんは自分のからだの一部です。自分のからだと闘うという思想や理念に矛盾はないのでしょうか。徹底的に闘えば闘うほど、自分のからだを痛めつけ、ほろびへの道をあゆむことにはならないでしょうか。また、逸見政孝さんの様子からも示唆されるように、患者が闘っていると思う相手はがんではなく、じつは手術の合併症・後遺症や抗がん剤の副作用と闘っているだけ、という可能性はないのでしょうか。

がんは老化現象ですが、それはいいかえれば〝自然現象〟ということです。その自然現象に、治療という人為的な働きかけをすれば、からだが不自然で不自由なものになってしまうのは当然です。どうやら私たちは、思想や理念のうえで、がんと闘うという言葉から脱却すべきところにきているようです。

しかしそれは、がん治療が一切無意味、ということではありません。小児急性白血病など一部のがんは、治すこともできます。モルヒネや放射線などによって、痛みや苦しみをとることもできます。しかし残念ながら、治療で治せるがんはごく少数なのです。

したがって肝心なことは、がん治療に多くを望まない、ということのように思われます。がん治療には最低限、症状をとってもらうことを期待しましょう。ほかにメリットがありうるとしても、それはおまけ、なくてもともと、と考えるべきでしょう。またそのように腹をくったほうが、専門家にすがって無理な治療をされてしまうより、長生きできることも多いものです。要するに、治らないことを率直に認めないと、長生きもできないし、楽にも死ねないわけです。

がん治療の将来にも、たいした夢も希望もありません。しかしそのことを悲観する必要はありません。なぜならば、私たちの人生にとって、がんやがん治療だけが大切なものではないからです。私たちにとって大切なのは、自由に生きる、なにものにもわずらわされずに生きる、ということではないでしょうか。そのためには死ぬまで、やまいからも解放される必要があるはずです。もっとも死ぬ直前にはたいてい、なんらか具合が悪くなりますから、死ぬまで完全に解放されるというのは無理かもしれません。

しかし他方、やまいは気からというように、やまいは自然現象につけられた名称であって、私たちの頭のなかや観念のうちにしか存在しない、とみることも可能です。したがってもし私たちが、がんを自然現象としてうけいれることができるなら、がんによる死はふつう自然で平和ですから、がんにおいてこそ、やまいという観念から死ぬまで解放されることができるはずです。

後書き

私は二〇〇四年に数冊出版した後、もろもろの理由から、すっぱり筆を折ったのですが、がん放置患者のその後を見届け、いずれ本にして世に知らしめようと思っていました。というのも、がん放置療法が観念論や机上の空論でないと、余すことなく示すことができるからです。

また、かつて『患者よ、がんと闘うな』で語った、がんが「がんもどき」と「本物のがん」に分かれることが真実の高みにあると、誰の目にも明らかになるからです。

他方、本書出版が今であるのは、二〇一四年春に定年を迎えるからです。大学病院内の診療記録に接することが可能なうちに、各患者の経過をまとめておきたかったのです。

本書は、患者たちへのはなむけでもあります。というのも定年後、診療に携わらないと決めているので、彼ら／彼女らはいやおうなく自立することを迫られる。そこで、何かのときに自分で判断し行動できるよう、本書を残そうと思ったのです。

患者たちが歩んできた道のりを振り返ると、ただただ頭が下がります。たとえば乳房温存を選んだ女性たちです。乳房全摘がすべてであった時代に、危険だという外科医や周囲の声を押し切った精神力には、想像を絶するものがあります。

そうさせたのは何だったのか。彼女らに、がんへの恐怖や再発の不安を乗り越えさせたものは、乳房への愛着だけなのか。そうではなく、海外の臨床データを知ったことや、がんの本質・性質について思案をめぐらしたからではないでしょうか。恐怖や不安という感情に対抗できるものは、知性や理性をおいてほかにないと思うのです。

彼女らが先陣をつとめたおかげで、日本の乳がん治療は一変しました。私が「乳ガンは切らずに治る」という論文を「文藝春秋」に載せたとき、温存療法の普及に何年かかるか案じたのですが、すぐにスタンダードになりました。患者一人ひとりが選び取った治療法が、後の患者たちを導いて、温存療法の普及を早めたわけです。患者たちの理性的な行動が旧弊な外科世界を打ち破った好例です。

では、温存療法と同じように、がん放置療法は普及するのか。

この点温存療法は、温存のための手術・放射線という具体的な治療法であるのに対し、放置療法は格別治療をしないので、患者に与える安心感が大きく異なります。それゆえ温存療法ほど爆発的に普及しない可能性があります。

しかし他方、私の患者だけで百五十人以上が、放置療法が実行可能だったことを身をもって証言しています。そこから推して、患者・家族や一般社会の側には、放置療法を受け入れるに十分な知性・理性が備わっている。がん放置療法の普及を阻もうとするのは、ここでも旧弊な医者世界でしょう。

それでも本書によって人びとは、がんを放置した場合の真実を知ることができます。あとは、これからの患者・家族や社会が、どう考えどう行動するかに委ねられているといえるでしょう。

ところで、なぜ私が放置療法に思い至ったかは、読者にとって不思議かもしれないので、少し説明しておきます。

私は研修医になったとき、がんは積極的に治療するのが当然と思っていました。助手になり講師となったときも、積極的に治療をしており、たとえば乳がん患者に、日本中のどの病院よりも強力な（欧米でスタンダードとなっていた）抗がん剤治療を実施していた時期がありました。

ところが抗がん剤治療をしてみると、どうもおかしい。患者は毒性で苦しみ、あろうことか、はっきり命を縮めてしまった患者も数人経験したのです。それで抗がん剤治療に対する疑問が生じ、あらためて臨床データ論文を読み込み分析し、がんの本質・性質まで遡って治療の理論を考えました。それが結実したのが『抗がん剤は効かない』（文藝春秋刊）です。

他方、手術、放射線、がん早期発見等についても、実際の診療経験から多々疑問が生じ、それで臨床データ論文を読み込み、理論を再構築する作業を続けたわけです。そこで一貫していたのは、どのようにしたら患者が苦しまず、最も長生きできるだろうかという視点です。その観点にもとづき、無理や矛盾のない診療方針を考え抜いた結果が、がん放置療法なのです。世界で最も新しい治療法ないし考え方であるとともに、最善の対処法であると確信しています。

最後に、自分が在籍してきた慶応義塾に感謝します。臓器切除を主軸としたがん治療を推進している大学病院の真中で、医者世界の通念に真っ向敵対する温存療法や放置療法の実施が可能だったのは、ある意味奇跡的なことであるはずです。その上、患者の再診時にほとんど検査をしないので、病院収入は一人当たり七百円にしかならない。そんな診療行為を許してくれたのも、義塾のどこかに自由や独立自尊の精神が残っているからではなかったかと考えています。

患者たちにも声をかけたい。将来、温存療法や放置療法の恩恵を受けるであろう日本中の患者・家族になりかわり、困難な道を歩んで先達となってくれたことに感謝したいと思うのです。

そして何よりも、この日を迎えることなく旅立たれた方々に弔意と感謝を捧げたい。あなた方の幾人かは、私の短慮から、命を縮めてしまった。亡き人に許しを請うのは不可能です。ただ、あなた方が経験した悲痛が、そしてあなた方のことを思い出すたびにあふれる涙が、本書を生み出す原動力だったことを伝えたいと思うのです。――ありがとう。そして今一度、さようなら。

二〇一二年二月

近藤誠

近藤誠（こんどう　まこと）

1948年生まれ。73年、慶應義塾大学医学部卒業。同年、同大学医学部放射線科入局。79～80年、米国へ留学。83年より同大学医学部放射線科講師。がんの放射線治療を専門とし、乳房温存療法のパイオニアとして知られる。患者本位の治療を実現するために、医療の情報公開を積極的にすすめる。著書に『患者よ、がんと闘うな』（文春文庫）、『抗がん剤は効かない』（文藝春秋）、『あなたの癌は、がんもどき』（梧桐書院）他多数。2012年第60回菊池寛賞受賞。

文春新書

857

がん放《ほう》置《ち》療法《りょうほう》のすすめ　患者《かんじゃ》150人《にん》の証言《しょうげん》

2012年（平成24年）4月20日　第1刷発行
2013年（平成25年）9月5日　第15刷発行

著者　近藤誠
発行者　飯窪成幸
発行所　株式会社 文藝春秋

〒102-8008　東京都千代田区紀尾井町3-23
電話（03）3265-1211（代表）

印刷所　大日本印刷
製本所　矢嶋製本

定価はカバーに表示してあります。
万一、落丁・乱丁の場合は小社製作部宛お送り下さい。
送料小社負担でお取替え致します。

ISBN978-4-16-660857-7

◆考えるヒント

常識「日本の論点」　『日本の論点』編集部編
10年後の日本　『日本の論点』編集部編
10年後のあなた　『日本の論点』編集部編
27人のすごい議論　『日本の論点』編集部編
論争　格差社会　文春新書編集部編
大丈夫な日本　福田和也
孤独について　中島義道
性的唯幻論序説　岸田　秀
唯幻論物語　岸田　秀
なにもかも小林秀雄に教わった　木田　元
民主主義とは何なのか　長谷川三千子
寝ながら学べる構造主義　内田　樹
私家版・ユダヤ文化論　内田　樹
うほほいシネクラブ 街場の映画論　内田　樹
完本　紳士と淑女　徳岡孝夫
信じない人のための〈法華経〉講座　中村圭志

お坊さんだって悩んでる　玄侑宗久
静思のすすめ　大谷徹奘
平成娘巡礼記　月岡祐紀子
生き方の美学　中野孝次
なぜ日本人は賽銭を投げるのか　新谷尚紀
京都人は日本一薄情か 落第小僧の京都案内　倉部きよたか
小論文の書き方　猪瀬直樹
勝つための論文の書き方　鹿島　茂
面接力　梅森浩一
退屈力　齋藤　孝
坐《すわ》る力　齋藤　孝
断る力　勝間和代
愚の力　大谷光真
誰か「戦前」を知らないか　山本夏彦
百年分を一時間で　山本夏彦
男女の仲　山本夏彦
「秘めごと」礼賛　坂崎重盛
わが人生の案内人　澤地久枝

論争　若者論　文春新書編集部編
成功術　時間の戦略　鎌田浩毅
東大教師が新入生にすすめる本　文藝春秋編
東大教師が新入生にすすめる本2　文藝春秋編
世界がわかる理系の名著　鎌田浩毅
人気講師が教える理系脳のつくり方　村上綾一
ぼくらの頭脳の鍛え方　立花　隆・佐藤　優
人間の叡智　佐藤　優
世間も他人も気にしない　ひろさちや
風水講義　三浦國雄
「日本人力」クイズ　現代言語セミナー
清野　徹
丸山眞男　人生の対話　中野　雄
ガンダムと日本人　多根清史
日本版白熱教室 サンデルにならって正義を考えよう　小林正弥
聞く力　阿川佐和子
選ぶ力　五木寛之
〈東大・京大式〉頭がよくなるパズル　東大・京大パズル研究会 東田大志&

◆こころと健康・医学

こころと体の対話　神庭重信
人と接するのがつらい　根本橘夫
傷つくのがこわい　根本橘夫
「いい人に見られたい」症候群　根本橘夫
依存症　信田さよ子
不幸になりたがる人たち　春日武彦
親の「ぼけ」に気づいたら　斎藤正彦
100歳までボケない101の方法　白澤卓二
100歳までボケない101の方法 実践編　白澤卓二
愛と癒しのコミュニオン　鈴木秀子
心の対話者　鈴木秀子
うつは薬では治らない　上野　玲
スピリチュアル・ライフのすすめ　樫尾直樹

＊

食べ物とがん予防　坪野吉孝
わたし、ガンです ある精神科医の耐病記　頼藤和寛

あなたのための がん用語事典　国立がんセンター監修 日本医学ジャーナリスト協会編著
がんというミステリー　宮田親平
僕は、慢性末期がん　尾関良二
がん再発を防ぐ「完全食」　済陽高穂
熟年性革命報告　小林照幸
熟年恋愛講座 高齢社会の性を考える　小林照幸
熟年恋愛革命 恋こそ最高の健康法　小林照幸
アンチエイジングSEX その傾向と対策　小林照幸
こわい病気のやさしい話　山田春木
風邪から癌まで つらい病気のやさしい話　山田春木
花粉症は環境問題である　奥野修司
めまいの正体　神崎　仁
膠原病・リウマチは治る　竹内　勤
妊娠力をつける　放生　勲
脳内汚染からの脱出　岡田尊司
ダイエットの女王　伊達友美
神様は、いじわる　さかもと未明
医療鎖国 なぜ日本ではがん新薬が使えないのか　中田敏博

名医が答える「55歳からの健康力」　東嶋和子
〈達者な死に方〉練習帖 賢人たちの養生法に学ぶ　帯津良一
民間療法のウソとホント　蒲谷　茂
がん放置療法のすすめ　近藤　誠
痛みゼロのがん治療　向山雄人
最新型ウイルスでがんを滅ぼす　藤堂具紀
ごきげんな人は10年長生きできる　坪田一男
50℃洗い 人も野菜も若返る　平山一政

（2012. 11）D

近藤誠の本

近藤誠　患者よ、がんと闘うな

手術はほとんど役に立たず、抗がん剤治療に意味のある癌は全体の一割、検診は百害あって一利なし。がん治療の常識を破った革命の書(文春文庫)

近藤誠　成人病の真実

癌、高血圧症、高コレステロール血症、糖尿病…患者を増やしたいという医者たちの欲求は強まるばかり。自衛策を考える必要がある(文春文庫)

近藤誠　がん治療総決算

手術の危険性、抗がん剤の毒性、免疫療法の根拠の薄弱さを指摘しつつ、最新のがん治療の実態を内臓・子宮など部位ごとに詳細に解説(文春文庫)

近藤誠　抗がん剤は効かない

延命効果はなく過酷な毒性だけがある。では患者はどうしたらいい？　この切実な疑問に答えるべく、抗がん剤に代る対処法を提示する(単行本)

文藝春秋刊